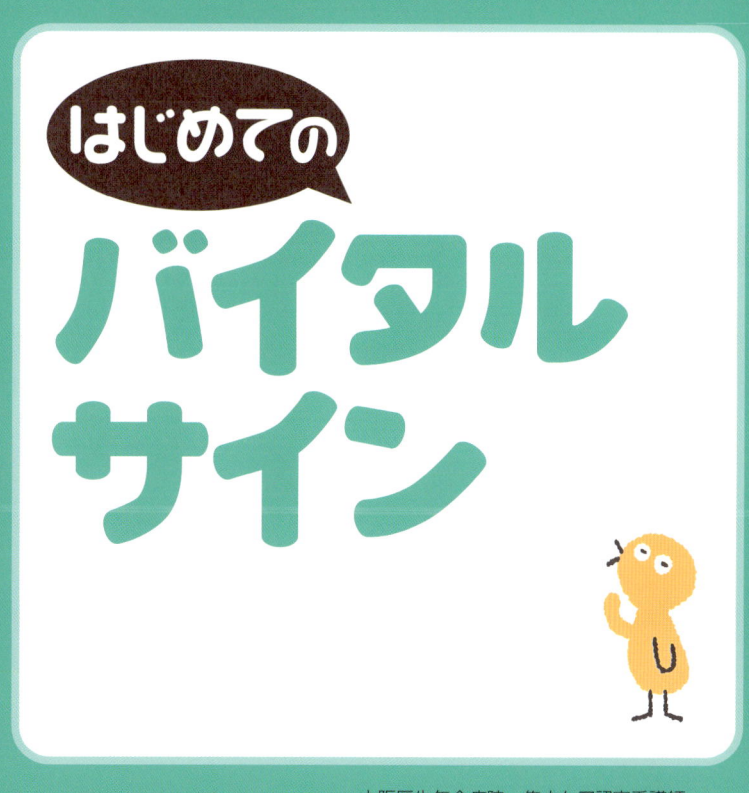

大阪厚生年金病院・集中ケア認定看護師
中村明美 著

はじめに

　私たち看護師にとって，バイタルサインとは看護学校時から慣れ親しんだことであるにも関わらず，正しく理解しているかと問われると，自信を持って「わかります」とは言えない，簡単なのに奥の深い看護技術の1つです．私たち看護師が患者の変化を捉え，異常を早期発見・対応していくうえで，バイタルサインを正しく把握しアセスメントしていくことが重要です．

　本書では，看護学生や新人看護師の皆様，そして看護学生・新人看護師に指導される看護師の皆様が，バイタルサインを正しく観察し異常を発見することができるように，「これだけは押さえておきたい！」というポイントをまとめております．まず正常値・異常値をしっかりと身につけてもらえるように，あまりたくさんの情報は詰め込まないようにしました．また患者さんへの声のかけ方や行動などを記載し，臨床で明日からすぐに活かしていただけるようにと心がけました．

　本書が，ケアを必要とされている患者さんと，臨床の最前線で看護を提供している看護師の皆様に，少しでもお役に立てることを願っております．

大阪厚生年金病院・集中ケア認定看護師

中村明美

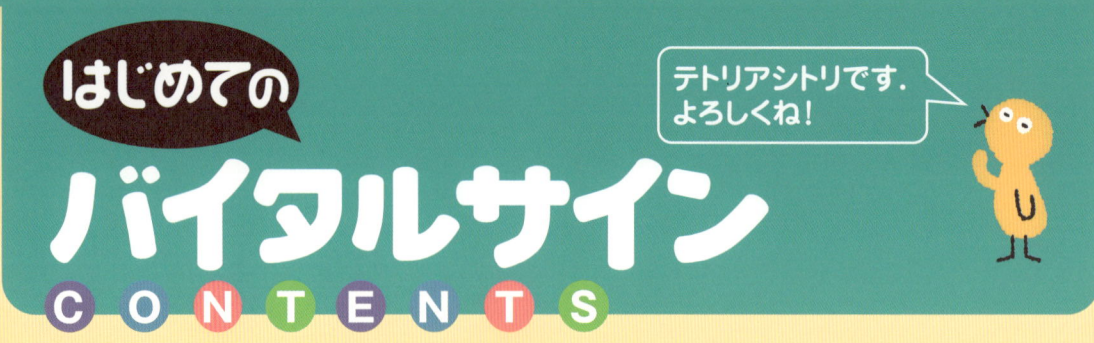

テトリアシトリです．よろしくね！

- はじめに……3

第1章 基礎＋実践編

1. 意識レベルはどうみる？どう動く？……8
2. 呼吸はどうみる？どう動く？……12
3. 脈拍はどうみる？どう動く？……18
4. 血圧はどうみる？どう動く？……22
5. 心電図はどうみる？どう動く？……30
6. SpO_2はどうみる？どう動く？……38

❼ 体温はどうみる？どう動く？ …………44

❽ 尿量/水分出納バランスはどうみる？
どう動く？ …………50

❾ 血液ガス分析はどうみる？どう動く？ ………54

第❷章 テスト編

● 空欄に入る数字や言葉がパッとみて
思い浮かぶまで復習しましょう …………60

第 1 章
基礎＋実践編

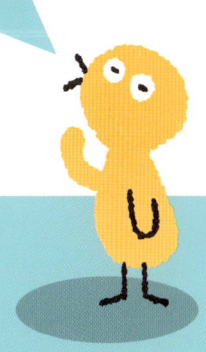

意識レベルはどうみる？ どう動く？

基礎＋実践編 1

意識障害の原因は，生命の危機につながるものも多く，早期の対応が必要です．
意識障害の程度を把握するためには，JCSやGCSといったスケールを用います．

正しい意識レベルのみ方を覚えよう！！

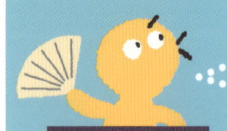

覚醒していれば → **開眼 Ⅰ群**

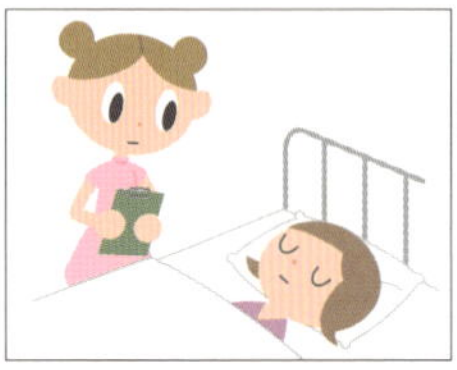

お名前をフルネームで教えてください
○○○です．

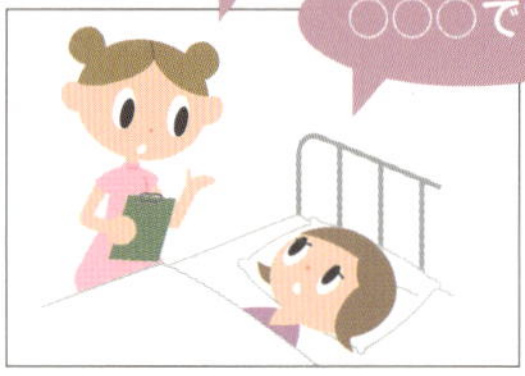

次のページのJCSを使ってみてみよう！

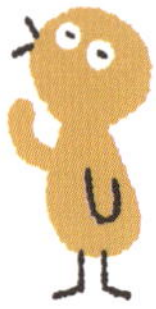

患者さんの観察をします．

1〜3の判断をするため，質問をします．

質問内容は名前，年齢，生年月日，場所，日付です．

- だいたい意識清明だがいま一つはっきりしない→Ⅰ-1
- 場所・日付が答えられない→Ⅰ-2
- 名前・年齢・生年月日が答えられない→Ⅰ-3

覚醒していなければ

刺激すると開眼 Ⅱ群

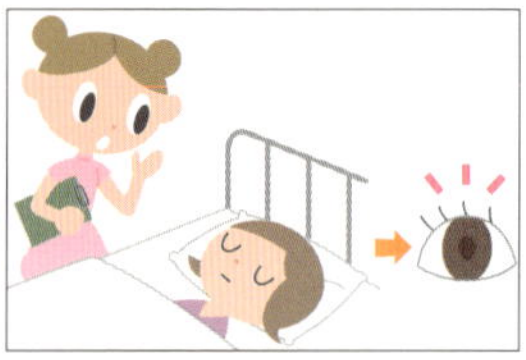

普通の呼びかけで開眼する →Ⅱ-10

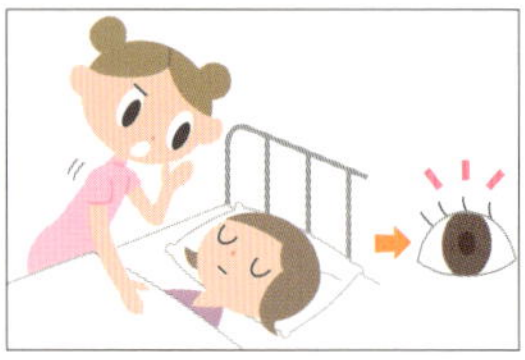

大きな声または体を揺さぶることで開眼 →Ⅱ-20

痛み刺激で辛うじて開眼 →Ⅱ-30

刺激しても開眼しない Ⅲ群

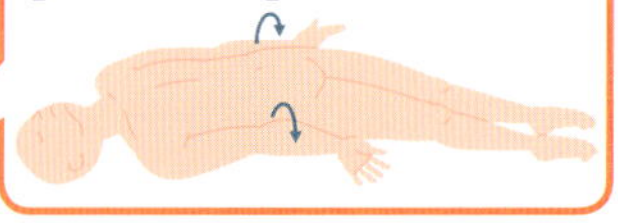

はらいのける動作をする →Ⅲ-100

手足を少し動かしたり，顔をしかめる（除脳硬直を含む）→Ⅲ-200

全く動かない →Ⅲ-300

【除脳硬直】

なにをあらわす？

意識障害は，①意識の明るさ・清明度（覚醒のレベル）　②意識の広がり（意識野）　③意識の内容・質（意識の変容）の3つから捉えます．JCSやGCSなどのスケールは，意識の明るさ・清明度の変化をあらわしています．

覚えておきたい正常値・異常値

●Japan Coma Scale（JCS）
（ジャパン　コーマ（昏睡）　スケール）

Ⅰ群．覚醒している
1. だいたい意識清明だが，いま一つはっきりしない
2. 見当識障害あり
3. 名前，生年月日が言えない

Ⅱ群．刺激すると覚醒する
10. 呼びかけで容易に開眼する
20. 大きな声，または体を揺さぶることにより開眼する
30. 痛み刺激で辛うじて開眼する

Ⅲ群．刺激しても覚醒しない
100. はらいのける動作をする
200. 手足を少し動かしたり顔をしかめたりする
　　（除脳硬直を含む）
300. 全く動かない

【付例】"R"：不穏　"I"：糞尿失禁　"A"：自発性喪失
　　　ex：Ⅱ30-R　Ⅰ3-I　Ⅰ3-A

清明の時は清明・クリア，数値の0（ゼロ）で表します．

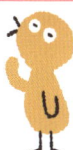

桁数・数値が大きくなれば意識障害が重く重症です．

重症

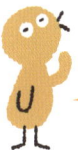
不穏，糞尿失禁，自発性喪失については別に表します．

たとえば痛み刺激で辛うじて開眼，かつ不穏ありなら
→Ⅱ30-R，と表します．

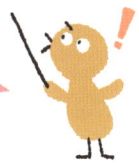

● Glasgow Coma Scale (GCS)

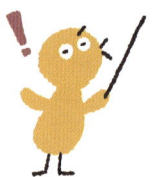

数値が小さいほど重症です．

反応 (大分類・観察項目)	反応 (小分類・評価法)	スコア
1. 開眼 (eye opening)	自発的に開眼する	4
	呼びかけで開眼する	3
	痛み刺激を与えると開眼する	2
	開眼しない	1
2. 言語反応 (verbal response)	見当識の保たれた会話	5
	会話に混乱がある	4
	混乱した単語のみ	3
	理解不能の音声のみ	2
	なし	1
3. 運動反応 (best motor response)	命令に従う	6
	合目的な運動をする	5
	逃避反応としての運動	4
	異常な屈曲運動	3
	伸展反応	2
	全く動かない	1
合計（正常）		15

・開眼（eye）
・言語（verbal）反応
・運動（motor）反応
の3項目のスコアの合計で評価します．

合計15で正常です
eye4
＋
verbal5
＋
motor6
＝
15

合計点だけでなく，開眼，言語反応，運動反応の変化もみましょう！

異常の時は…

❶ 人を呼びます．

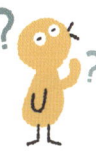 なぜ人を呼ぶの？

 意識障害を起こす原因は，生命の危機に関わるものが多いため，1人で対応するのではなく，応援を呼び対応します．

❷ 呼吸状態を観察します．
- ☐ 呼吸の有無を胸郭の動きをみて判断します．
  → 呼吸がなければ一次救命処置
- ☐ 呼吸数
- ☐ 呼吸のリズム

❸ 循環状態を観察します．
- ☐ 脈拍の確認をします．
  → 脈拍数，リズム，緊張度

❹ 瞳孔の観察をします．
- ☐ 瞳孔の大きさ
- ☐ 瞳孔の左右差
- ☐ 対光反射の有無
  → 片目ずつペンライトで光を照らして，瞳孔が小さくなるか（縮瞳）を観察します．

❺ 麻痺の有無・程度などを観察します．
- ☐ 上下肢の動き
- ☐ 動きに左右差があるか

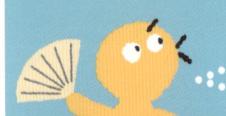

呼吸はどうみる？どう動く？

基礎+実践編 2

呼吸数，深さ，リズム，呼吸音を観察します．異常時はこれらに加え，様々な視点から情報収集し，病態をアセスメントします．

正しい呼吸のみ方を覚えよう！！

1. まず「みる」ことから，はじめましょう．

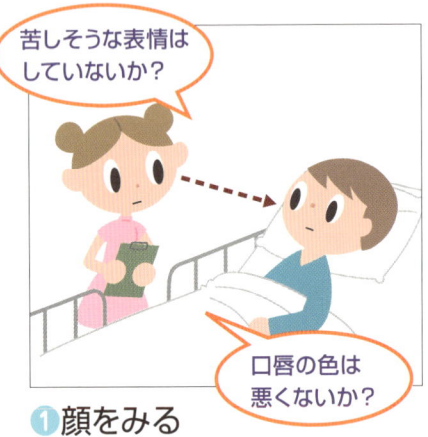

❶顔をみる

（苦しそうな表情はしていないか？／口唇の色は悪くないか？）

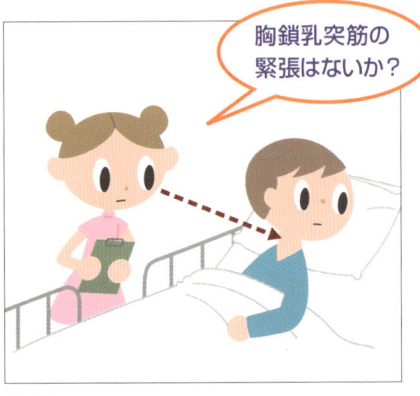

❷首をみる

（胸鎖乳突筋の緊張はないか？）

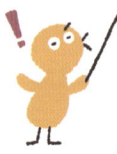

胸鎖乳突筋の緊張は，呼吸補助筋を使用していることを表しており，呼吸仕事量が増加している状態です．

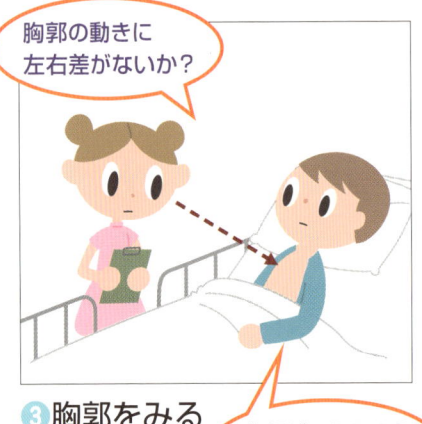

❸胸郭をみる

（胸郭の動きに左右差がないか？／胸部がみえるように着衣をはだける）

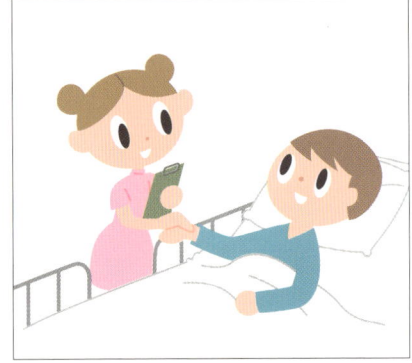

❹呼吸数・リズムをみる

呼吸数を数える時は，患者が呼吸数を数えられていると意識しないように，看護師は手首で脈拍を数えるようにして呼吸数を数えます．

2. 次は「聴く」

❶ 聴診器は膜型を使用します．

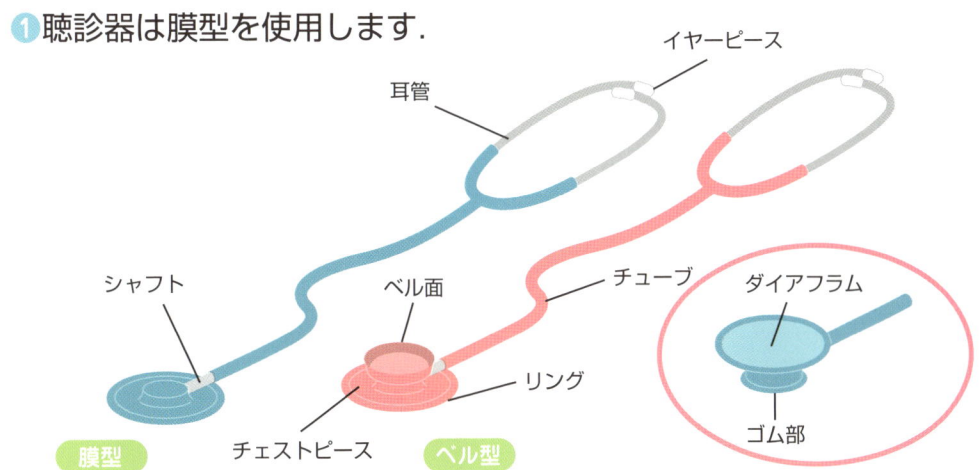

❷ 呼吸音の聴取部位は？

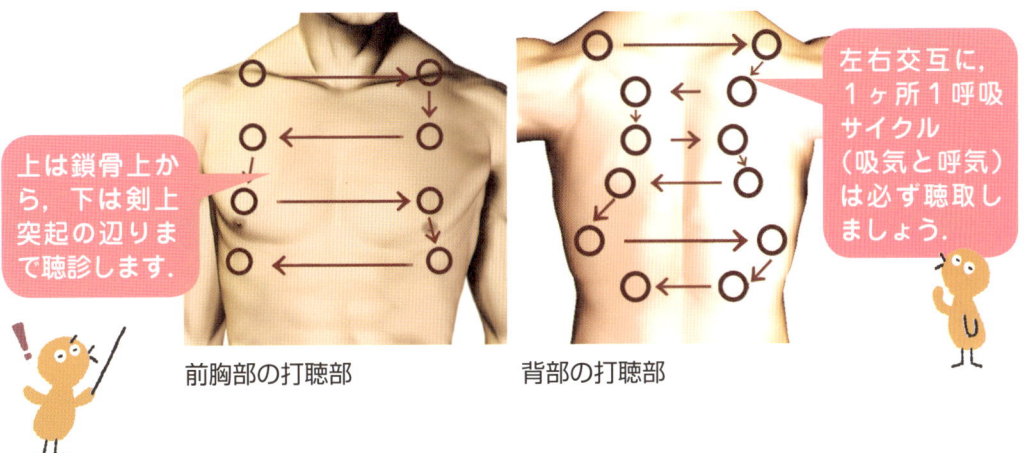

前胸部の打聴部　　背部の打聴部

上は鎖骨上から，下は剣上突起の辺りまで聴診します．

左右交互に，1ヶ所1呼吸サイクル（吸気と呼気）は必ず聴取しましょう．

注意！
臥床中に肺炎や無気肺を起こしやすい下葉は，背部での聴診でしか聴診できないため，必ず背部の聴診を行います．

❸正常呼吸音を聴取します．

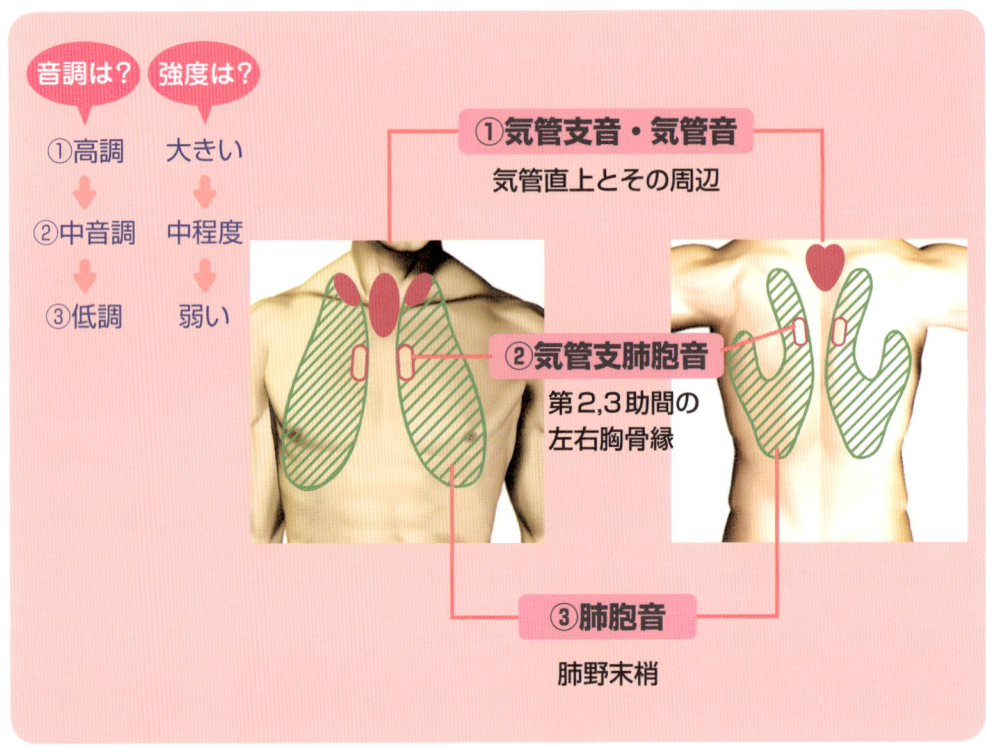

❹正常呼吸音が聴取部位と異なる場所で聴取されないか，異常呼吸音（副雑音）の有無を聴取します．

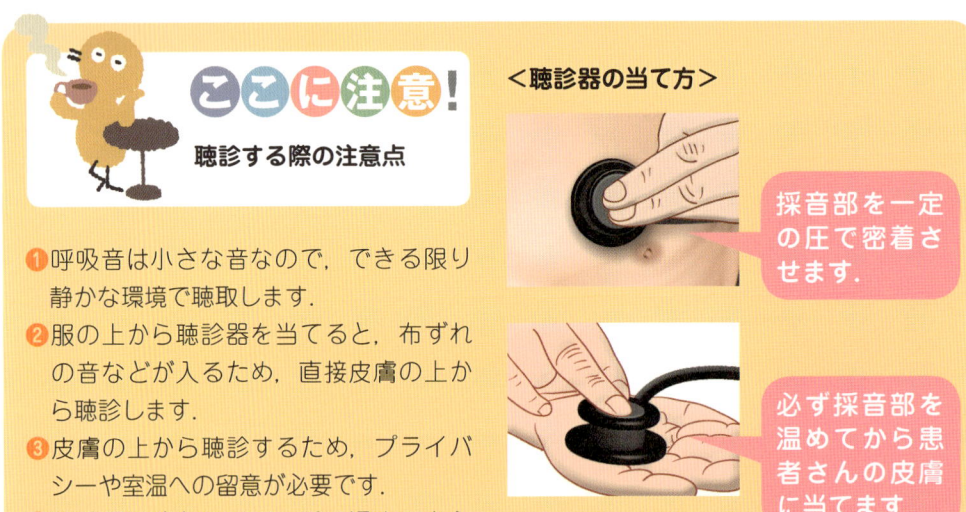

覚えておきたい正常・異常

	正常	異常
呼吸数・深さ	● 12〜20回/分 ● 深さは一定	● 頻呼吸　25回/分以上 ● 徐呼吸　12回/分以下 ● 過呼吸：深さが増加 ● 浅呼吸：深さが浅い ● 無呼吸：呼吸が停止
リズム	● 規則正しい	● チェーンストーク呼吸 ● ビオー呼吸 ● クスマウル呼吸
呼吸音	● 3つの正常呼吸音が聴取される ● 異常呼吸音（副雑音）は聴取されない	● 正常呼吸音が別の部位で聴取される ● 異常呼吸音（副雑音）が聴取される

● リズムの異常

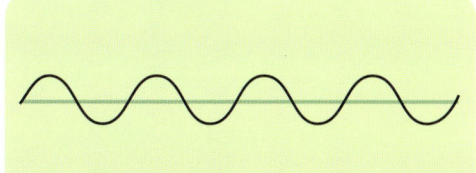

❶ 正常呼吸

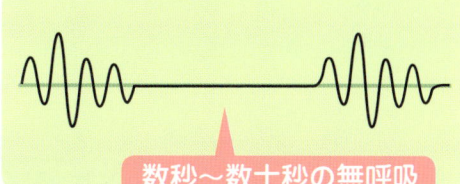

数秒〜数十秒の無呼吸

❷ チェーンストークス呼吸

数秒〜数十秒の無呼吸→呼吸回数と深さが徐々に増加→呼吸回数と深さが徐々に減少→無呼吸，を繰り返す．

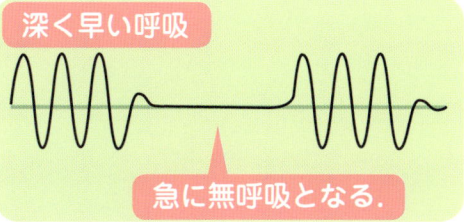

深く早い呼吸

急に無呼吸となる．

❸ ビオー呼吸

深く速い呼吸が数十秒続いたのち，急に無呼吸となる．リズムは不規則．

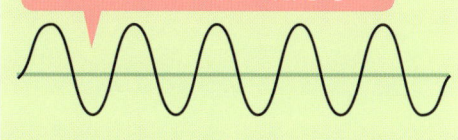

深く大きな呼吸が規則的に

❹ クスマウル呼吸

深く大きな呼吸が規則的に出現する。
無呼吸は認められない．

●呼吸音の異常

❶正常呼吸音も別の部位で聴取されると異常です．

音の伝播が亢進している場合，肺胞音が聴取される部位で気管支音や気管支肺胞音が聴取されます．音は気体より液体の方が伝播しやすい性質があるため，肺炎や肺水腫の時などに，このようなことが生じます．

❷異常呼吸音（副雑音）

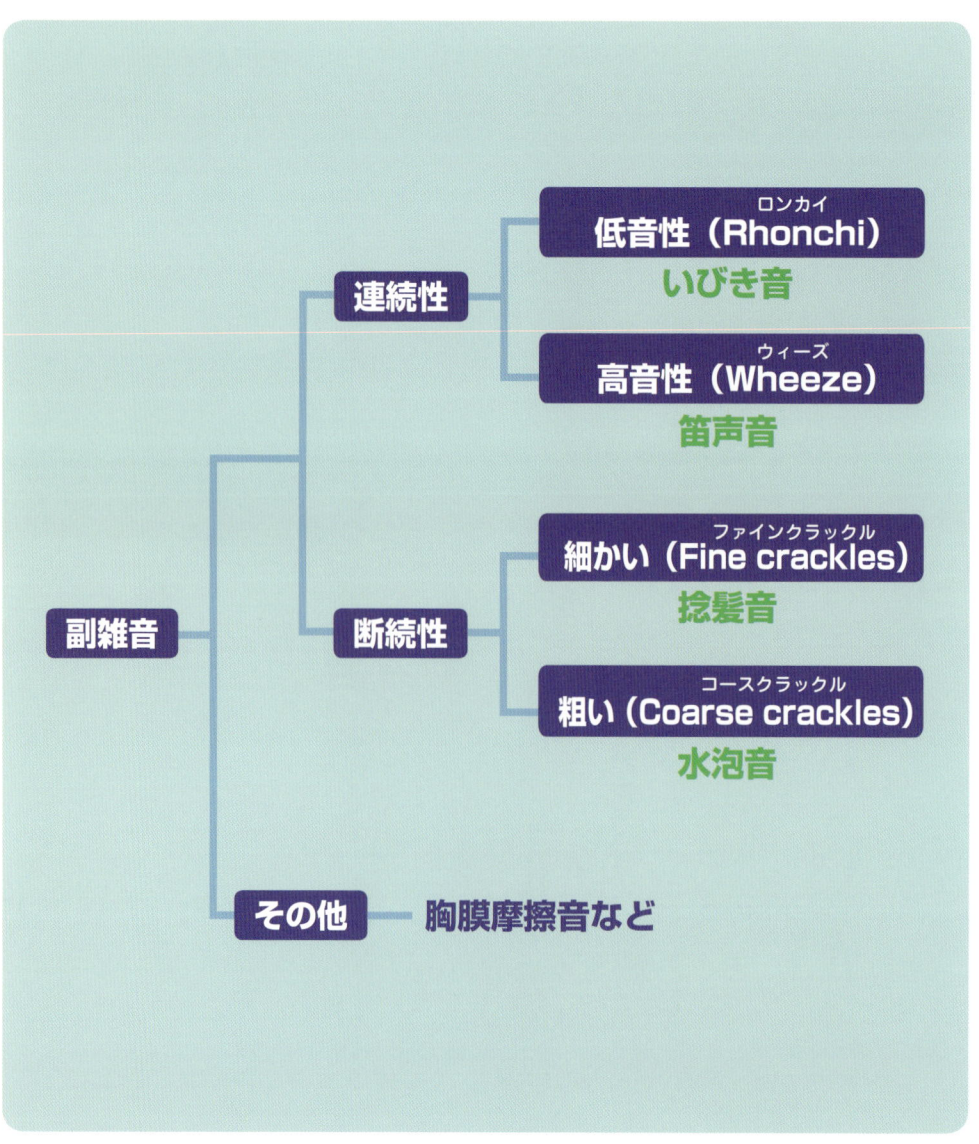

異常の時は…

1. 呼吸状態を総合的に観察します.

例えば，呼吸音の異常1つだけで，何が起きているかを判断することは難しいのです．その他の呼吸状態の観察やSpO₂値，胸部レントゲン写真や血液ガス分析・血液検査などの情報収集を行い，総合的に病態のアセスメントを行います．

2. 呼吸状態以外のバイタルサインを観察します.

『呼吸状態の悪化⇔全身状態の悪化』

呼吸状態の悪化が全身状態の悪化につながっていることもありますし，反対に全身状態の悪化から呼吸状態の悪化を招いていることもあります．そこで，呼吸以外のバイタルサインの観察が必要になってきます．

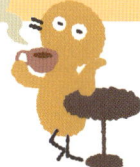 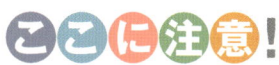

ここに注意!

呼吸状態の悪化＝呼吸器疾患ではありません
（呼吸状態が悪化するのは，呼吸器疾患の時だけではありません.）

誤嚥性肺炎で入院してきた患者

| 5月10日7時 SpO₂ 97% | → SpO₂低下 → | 5月14日13時 SpO₂ 88% |

呼吸状態を観察します

- 呼吸回数　25回/分，深さは浅い，リズムは乱れていない
- 呼 吸 音　両肺野で粗い断続性の副雑音（Coarse Crackles）が聞こえる

呼吸状態以外のバイタルサインを観察します

- 血圧　90/40mmHg（通常は150/76mmHg程度）
- 脈拍　130回/分 リズムは乱れている⇒心電図でモニタリングすると，心房細動
- 体温　36.5℃
- 尿量　5月14日，9時〜13時の4時間で100mL（体重70Kg）
- 水分出納バランス　入院時より水分過剰な状態になっている

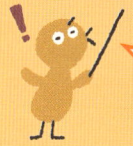

尿量減少など他のバイタルサインから，SpO₂の低下の原因は誤嚥性肺炎だけではないかもしれない…そういえば，心不全を繰り返しているという情報があった．そうなると…原因は心不全悪化の可能性もある!!

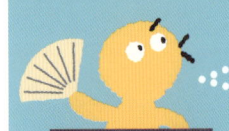

脈拍はどうみる？どう動く？

基礎+実践編 3

脈拍とは，心臓が収縮して駆出された血液が動脈壁に伝わり，その圧波が拍動として触知されるものです．脈拍の観察により，心血管系の異常がわかります．

正しい脈拍の測り方を覚えよう！！

1. 橈骨動脈触知

❶ 通常，脈拍測定は，最も脈が触れやすい橈骨動脈で行います．

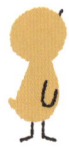
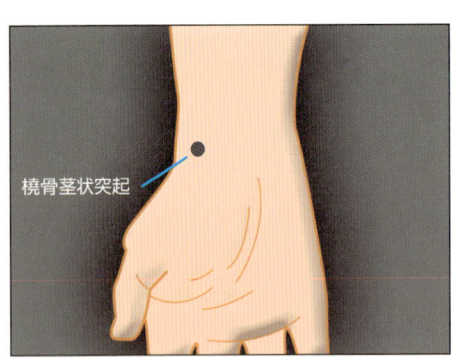
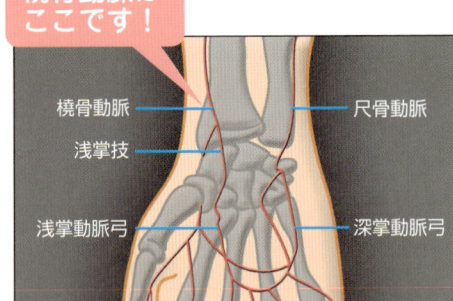

橈骨動脈はここです！

橈骨茎状突起

橈骨動脈 — 尺骨動脈
浅掌技
浅掌動脈弓 — 深掌動脈弓

❷ 脈拍測定を初めて行う場合は，両方の脈を同時に触知して左右差の有無を観察します．

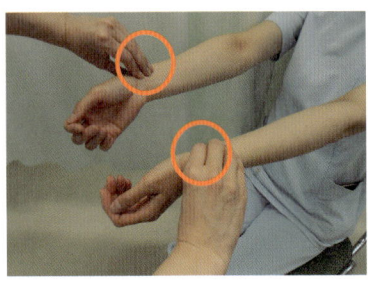
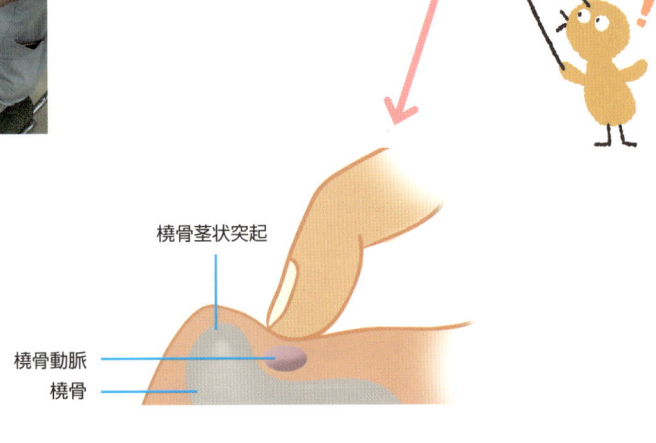

指先を少し立てるように動脈に対して鋭角に当てます．

橈骨茎状突起
橈骨動脈
橈骨

❸片方の脈を認知し，1分間の脈拍測定を行います．

> ☐ **脈拍数は？**
> ☐ **リズムは？**
> ☐ **脈の大きさ，立ち上がり，緊張度は？**

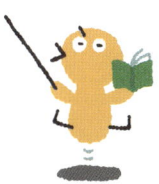

2. その他の部位での脈拍触知

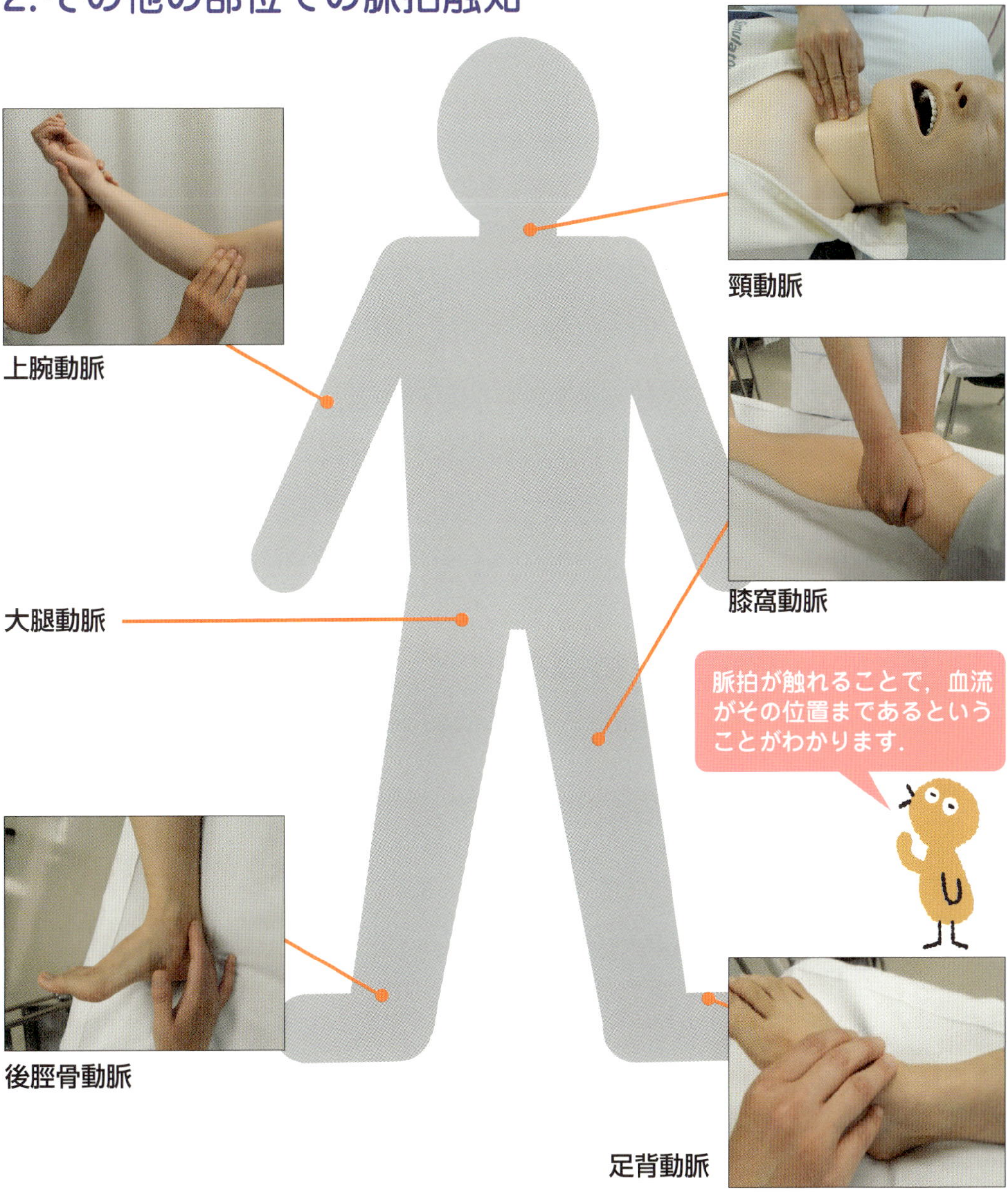

上腕動脈

頸動脈

膝窩動脈

大腿動脈

後脛骨動脈

足背動脈

> 脈拍が触れることで，血流がその位置まであるということがわかります．

なにをあらわす？

脈拍は，心血管系の状態を表しています．拍の数・リズムなどで不整脈などの心臓そのものの状態，脈拍触知により触知できた部位まで血流が行き渡っていることがわかります．

覚えておきたい正常値・異常値

	正常	異常
脈拍数	60〜100回/分	徐脈 60回/分以下 頻脈 100回/分以上
脈拍のリズム	一定の間隔で 規則正しい	脈拍の間隔が 乱れる
左右差	なし	あり

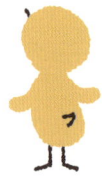

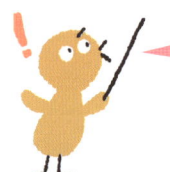

脈拍数／脈拍のリズム／左右差をみます！

異常の時は…

● 脈拍の数・リズムの異常に伴う随伴症状や自覚症状の有無を観察します．

　頻脈 →動悸・めまい・吐き気・冷汗・意識消失
　徐脈 →めまい・疲労感・意識消失など

● 不整脈の有無や程度を知るために心電図での観察を行います．
　● 十二誘導心電図などで不整脈の有無を観察します．
　● 必要時には心電図モニターを装着し，経時的に不整脈の有無・程度を観察します．

● 橈骨動脈の触知に左右差があった場合は，血圧測定も行います．
　血圧の左右差が20mmHg 以上あれば何らかの血流障害を起こしている可能性があります．（例：大動脈解離，血栓症）

> そのほかの部位でも左右差があれば，何らかの血流障害が疑われるため医師への報告が必要です．

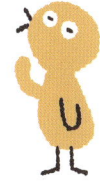

基礎+実践編 4

血圧はどうみる？どう動く？

血圧は，身体のすみずみまで血圧を行き渡らせています．血圧は「心拍出量」と「末梢血管抵抗」という2つの因子によって決定されています．

血圧の正しい測り方を覚えよう！！

1. 血圧の測定方法は2つあります．

● **直接法（観血的血圧測定法：IBP）**

動脈内に留置カテーテルを挿入し，トランスデューサーにて血圧を連続的に測定する方法です．モニターに動脈圧波形や血圧の値が表示されているため，短時間に状態が変化する重症患者の血圧を把握することができます．

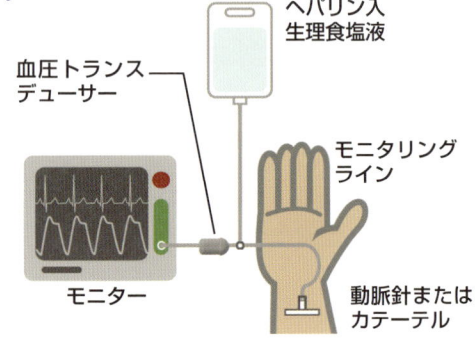

● **間接法（非観血的血圧測定法：NIBP）**

マンシェットを巻いて加圧することによって，その動脈の血圧を測定する方法です．

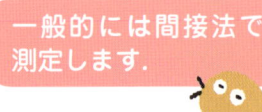

一般的には間接法で測定します．

2. 血圧計の種類

間接法で用いる血圧計は以下の3種類があります．水銀式は水銀を用いるのに対して，アネロイド式は空気圧の変化を見て血圧を測定します．

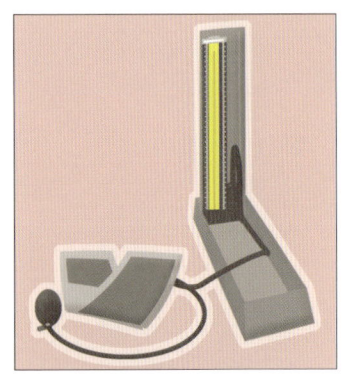

【水銀式血圧計】

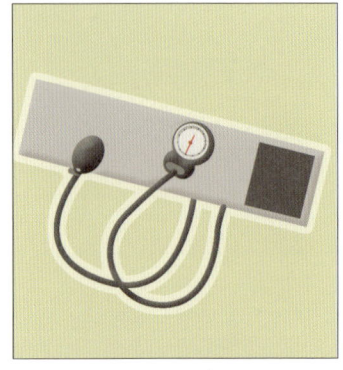

【アネロイド式血圧計】

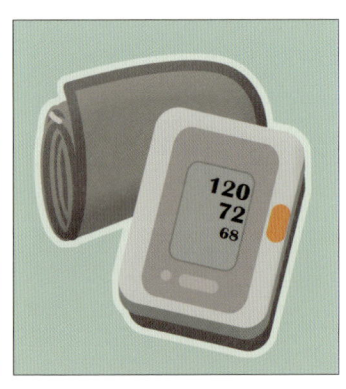

【自動血圧計】

3. 水銀式血圧計を用いた血圧の正しい測り方

❶ 測定部位を選択します．

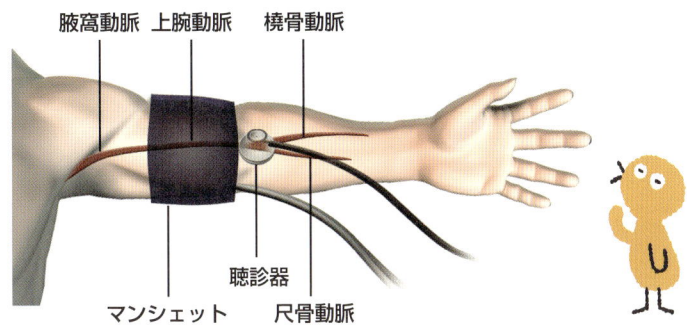

一般的には上腕動脈で測定します．

その他の測定部位には下肢（膝窩動脈）や後頸骨動脈・足背動脈があります．

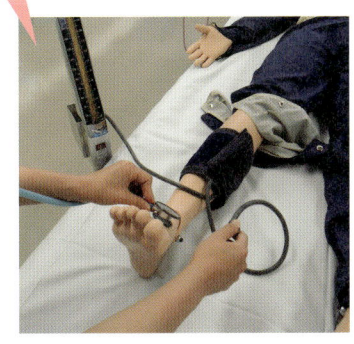 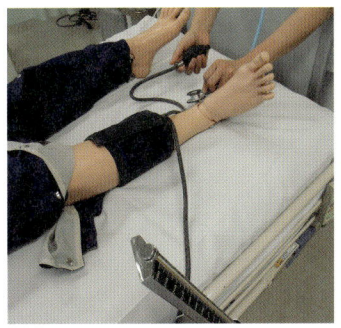

❷ 測定に適したマンシェットを選択します．

正確にはマンシェットの中にあるゴム囊の選択です．

つまり，上腕を1周，もしくは3分の2を覆うことのできる長さです．

ゴム囊の幅
上腕周囲径の約80〜100％の長さ

ゴム囊の長さ
上腕周囲径の約40％の長さ

成人では12〜14cmです．

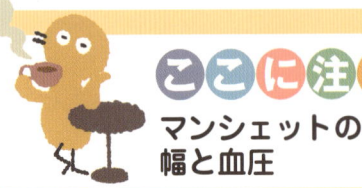

ここに注意！
マンシェットの幅と血圧

幅の広いゴム囊を用いると
→圧のかかる面積が大きい
→低い圧となる
⇒血圧が低く測定される．

幅の狭いゴム囊を用いると
→圧のかかる面積が小さい
→高い圧が加わる
⇒血圧が高く測定される．

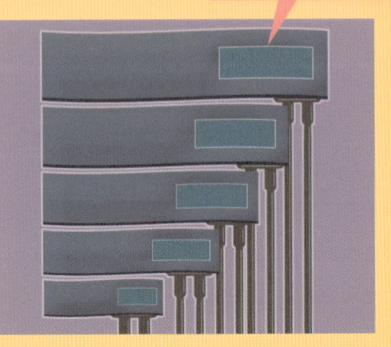

❸ 血圧計を準備します．

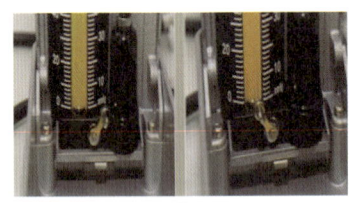

すべての水銀が0点を示していることを確認します．

コックを開けて，水銀柱が0を示すことを確認します．

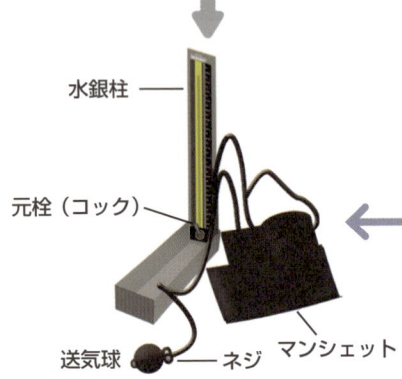

水銀柱
元栓（コック）
送気球　ネジ　マンシェット

送気球のネジがスムーズに動くか確認します．

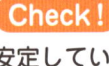

血圧計の設置場所を確保します．

Check！ 安定しているか？

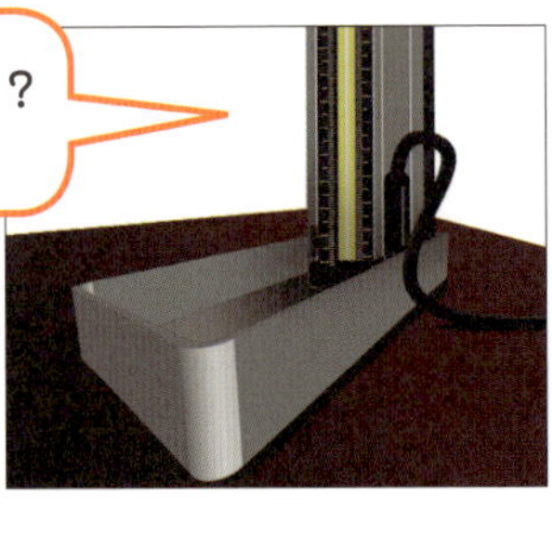

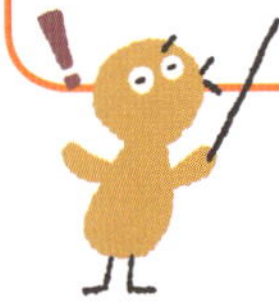

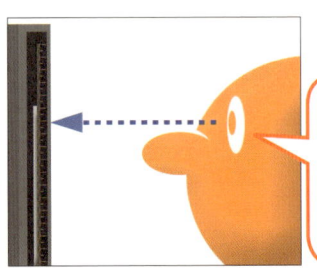

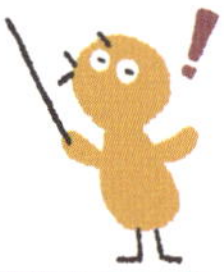

Check！ 圧力計の目盛りの高さと測定者の目の高さが同じにできる場所であるか？

❹触診法で血圧測定をします．

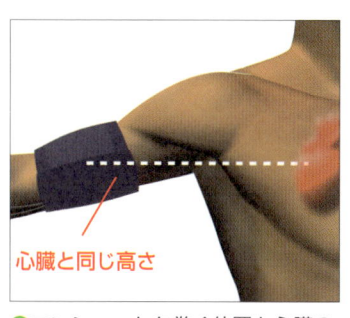

❶マンシェットを巻く位置と心臓の高さが同じになるように調整します．

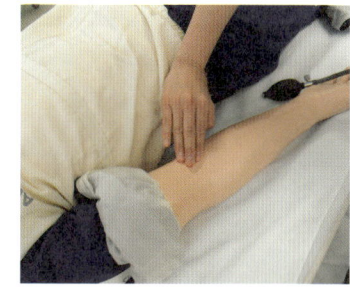

❷触診で上腕動脈の拍動を確認します．

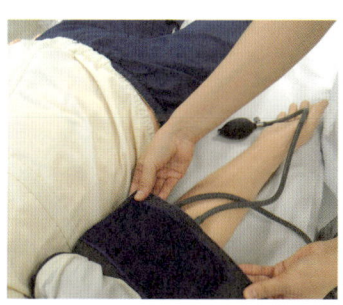

❸マンシェットを巻きます（1）
マンシェットのゴム管を肘の方にくるようにします．

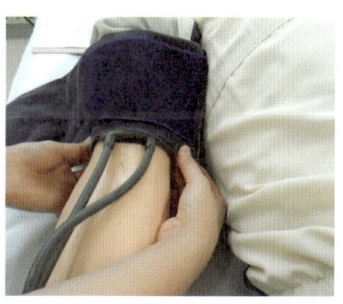

❹マンシェットを巻きます（2）
マンシェットの下端が肘から2cm上になるようにします．

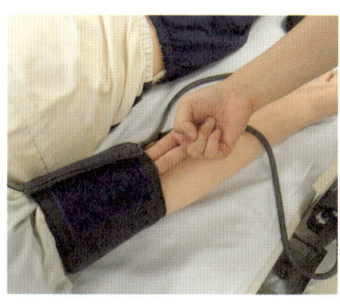

❺マンシェットを巻きます（3）
マンシェットは指が1～2本入る程度に巻きます．

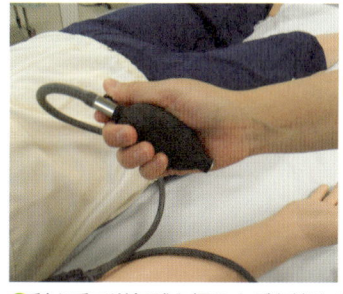

❻利き手で送気球を握りネジを締めます．

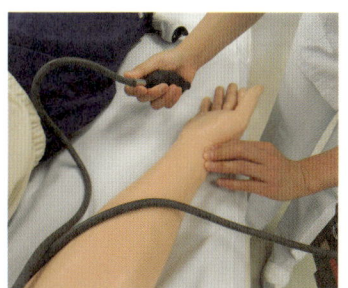

❼橈骨動脈の拍動を反対の手で確認します．

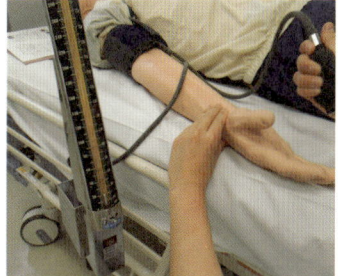

❽70～80mmHgくらいまで加圧し，その後少しずつ（10mmHgくらい）加圧します．橈骨動脈の拍動が触れなくなったところが収縮期血圧です．

❺聴診法で血圧を測定します．

　★触診法で推定した収縮期血圧より20㎜Hgくらい
　　高い値まで加圧します．

　★その後，圧を下げ，変化する血管音を聴取することで
　　血圧を測定します．

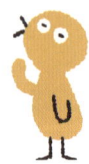

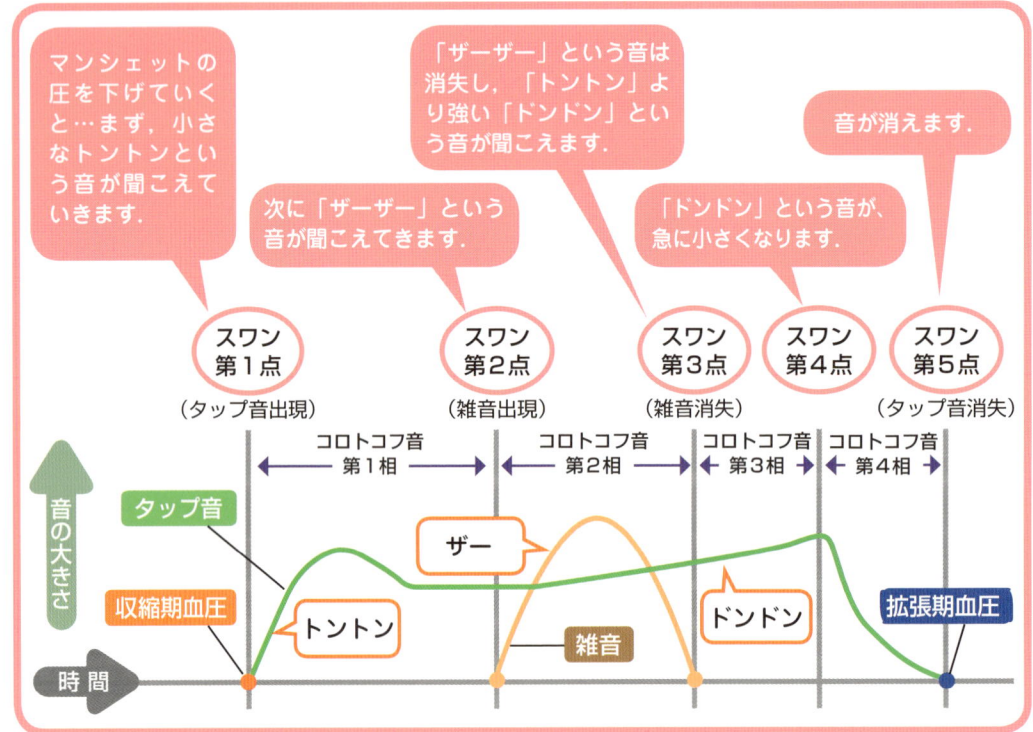

❻左右差の有無を確認するため，反対側でも同様に血圧を測定します．

❼血圧を記録する時は，**収縮期圧** **拡張期圧** であらわします．

例）120/80㎜Hg

心臓が収縮し血液を全身に出す時の血圧
＝最大血圧

心臓が拡張し血液が心臓に戻ってくる時の血圧
＝最小血圧

なにをあらわす？

血圧 = **心拍出量** × **末梢血管抵抗** で表されます．

- 心拍出量：1分間に心臓から駆出される血液の量
- 末梢血管抵抗：血管内で起こる血液の流れへの抵抗

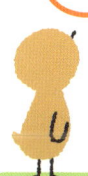

> 心拍出量に末梢血管抵抗が加わる
> ➡ 駆出された血液に勢いがつき
> ➡ 身体のすみずみまで血液を行き渡らせることが可能な血圧となります．

血圧の異常の時は…

心拍出量 **末梢血管抵抗** のどちらが影響している？

これをアセスメントすることが重要です．

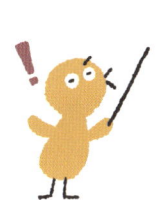

覚えておきたい正常・異常

血圧の正常値　　**収縮期圧 120mmHg 程度**
　　　　　　　　拡張期圧 80mmHg 程度

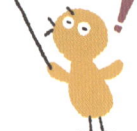

●高血圧

高血圧は，血圧の程度によってⅠ度・Ⅱ度・Ⅲ度と，収縮期のみ高値の（孤立性）収縮期高血圧に分類されます．
（日本高血圧学会高血圧治療ガイドライン作成委員会編「高血圧治療ガイドライン2009年版」より）

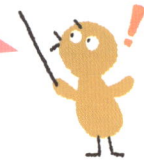

分類	収縮期血圧		拡張期血圧
Ⅰ度高血圧	140〜159	または	90〜99
Ⅱ度高血圧	160〜179	または	100〜109
Ⅲ度高血圧	≧180	または	≧110
（孤立性）収縮期高血圧	≧140	かつ	<90

●低血圧

低血圧に定義はありませんが…
収縮期血圧 90mmHg 以下

臨床現場ではこれを血圧低下の基準としていることが多いです．

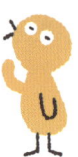

異常の時は…

●高血圧の場合

早急に対応しなければならない病態の場合

➡ **医師へ報告** ⇒点滴による速やかな降圧を図ります．
　・たとえば手術後の患者，脳出血の患者（血圧上昇により出血のリスク有）
　・解離性大動脈の患者，心不全の患者（病状進行のリスク有）

緊急性のない場合 ➡ 内服薬での血圧コントロールを行います．

●低血圧の場合

ショック状態になっていないか？に最も注意しなくてはなりません．

ショックは　見て　聞いて　触って　わかる！

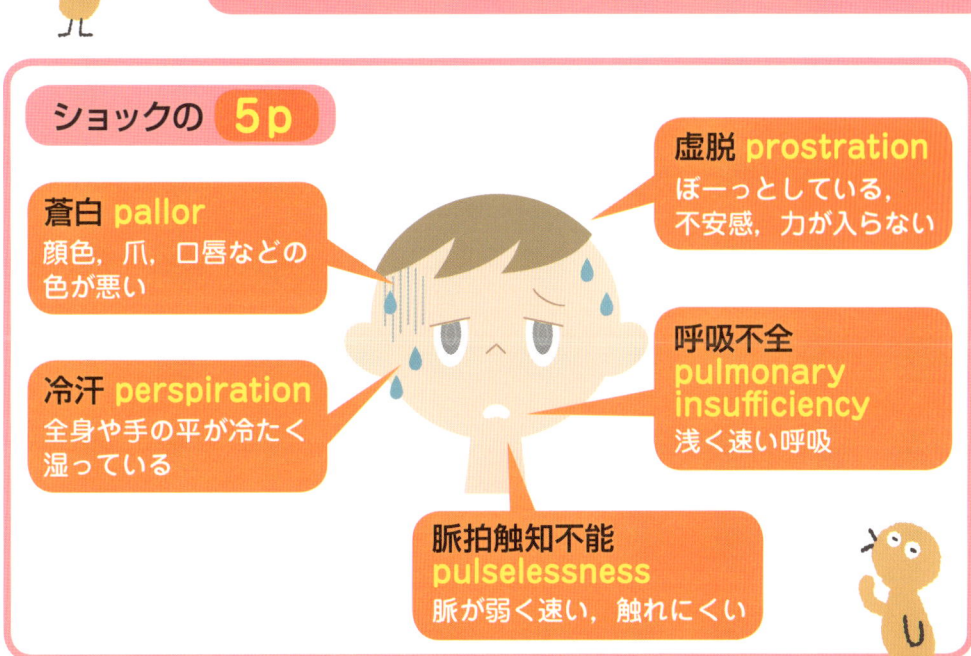

ショックの 5p

蒼白 pallor
顔色，爪，口唇などの色が悪い

冷汗 perspiration
全身や手の平が冷たく湿っている

虚脱 prostration
ぼーっとしている，不安感，力が入らない

呼吸不全 pulmonary insufficiency
浅く速い呼吸

脈拍触知不能 pulselessness
脈が弱く速い，触れにくい

ショック症状を認めたら，患者のもとを離れずナースコールで応援を依頼します．患者のもとから離れないことが大切です．離れている間に患者の状態が悪化してしまうことがあるからです．

ショック症状を認めたら，なんとなく血圧計を取りにいきたくなるのが看護師の性ですが…．

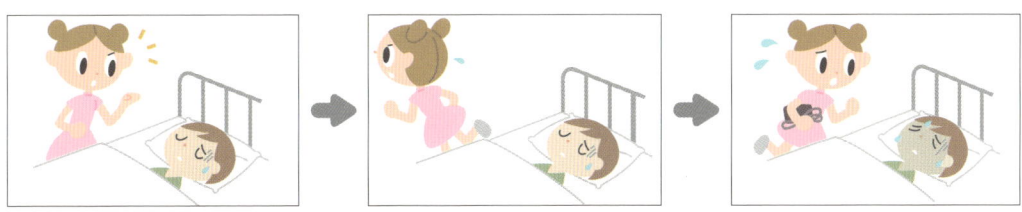

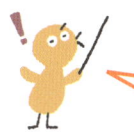

ショック症状を認めたらまずは脈を触れてみましょう．
収縮期血圧が推定できます．

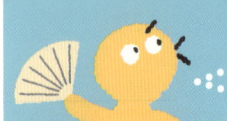

心電図はどうみる？どう動く？

基礎+実践編 5

正常心拍数は60～100回/分です．心電図は心拍数の異常だけでなく，不整脈の有無と心筋梗塞のような心筋の虚血による異常がわかります．

正しい心電図の測り方を覚えよう！！

●モニター心電図の電極の装着

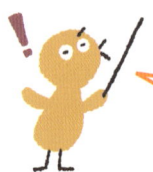

モニター心電図は，アース（N）と正（＋），負（－）の3つの電極をつけることで，心電図波形を得ることができます．

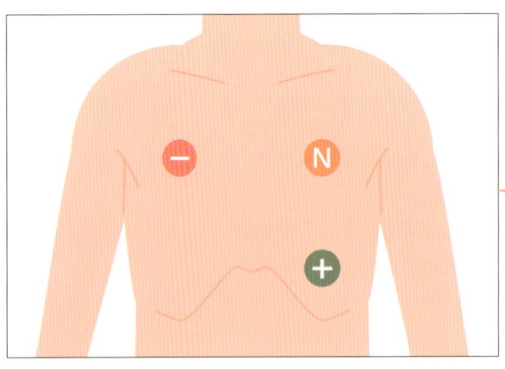

注意①
筋電図の混入を防ぐため，電極は肋間ではなく肋骨上につけます．

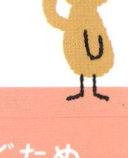

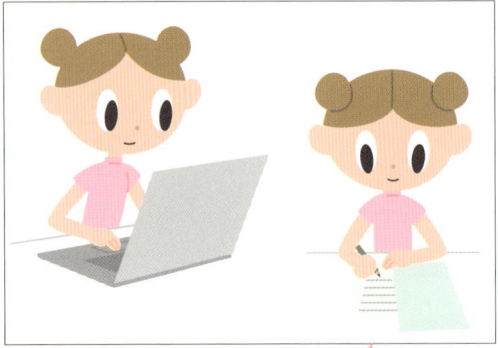

注意②
電極の位置が変化すると心電図波形も変化するため，電極をつけかえた時は記録をしましょう．

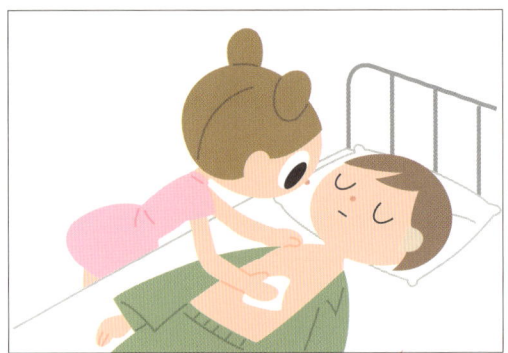

注意③
電極が浮かないように，電極を装着する際には皮膚を清拭します．

● 心電図波形がきれいにモニターできているか，確認します．

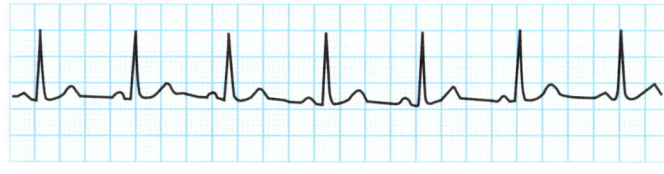

正常洞調律
❶ 60〜100回/分の心拍数
❷ P波とQRS波は1：1
❸ P波とQRS波は規則正しく出現

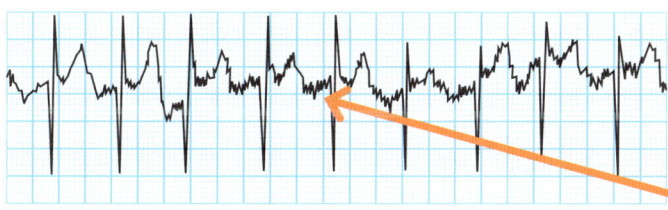

これはNG

基線に不規則な細かいギザギザのフレ（筋肉の震え）

● 受け持ち患者に心電図が装着されていたら……

❶ まず，なぜ受け持ち患者に心電図が装着されているのか，目的を知ろう．

➡ 目的がわからなければ，注意すべき点や医師への報告のタイミングがわかりません．

❷ 患者の現在の心電図波形を知ろう．

➡ 患者の中には，不整脈を持ちつつも，上手く付き合っている方も多くいらっしゃいます．正常洞調律なのか，コントロールされた不整脈なのか，判断します．

❸ 医師へ報告するタイミングを確認しよう．

➡ 正常洞調律が不整脈に変化したら，医師への報告が必要です．しかし，元々不整脈を持っている患者の場合，医師への報告のタイミングがよくわからないこともあります．心電図がどのように変化したら，医師へ報告すべきか確認しておきましょう．

なにをあらわす？

　心電図は，**不整脈の有無**と心筋梗塞のような**心筋の虚血による異常**がわかります．重症患者や全身麻酔中，大きな手術後などで不整脈や心筋虚血が起こる可能性のある患者に装着することで早期発見・治療が行えます．

みかた① 心拍数をみよう．

- 正常心拍数は **60～100回/分** です．
- **60回/分以下は徐脈**，
- **100回/分以上は頻脈** です．

みかた② 正常の心電図波形であるかをみよう．

- P波，QRS波，T波があるか，確認しよう．

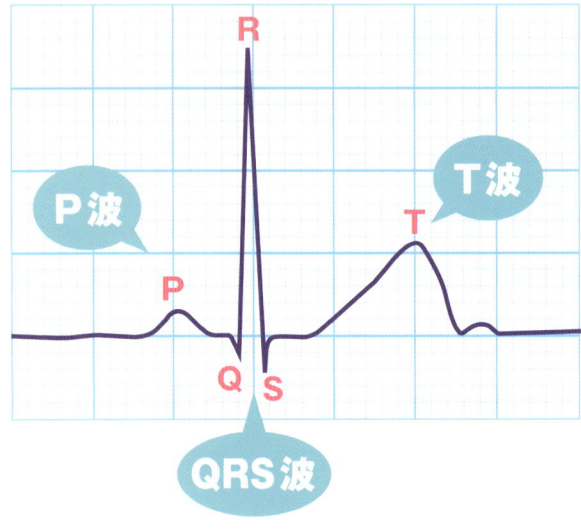

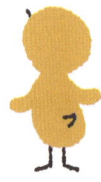

P波とQRS波は1セットが正常です．

●不整脈があるかないか，確認しよう．

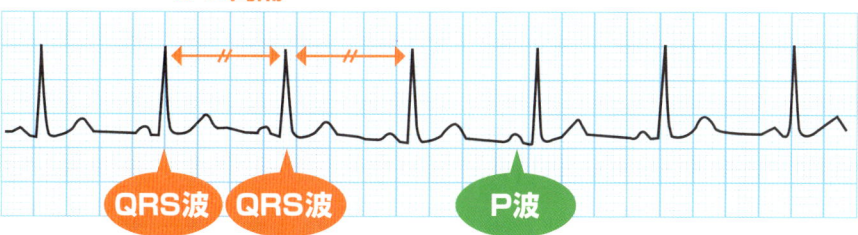

ポイント1	P波はあるか？
ポイント2	QRS波の形が正常と違わないか？
ポイント3	R-R間隔は規則的か？
ポイント4	P波とQRS波の関係はおかしくないか？

覚えておきたい異常波形

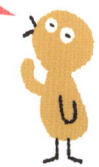

危険度★★★は命にかかわる状態です．
波形の特徴をしっかりおさえておきましょう

●頻脈性不整脈

 心室細動（VF：ventricular fibrillation）

P波，QRS波の区別のない不規則な波形！

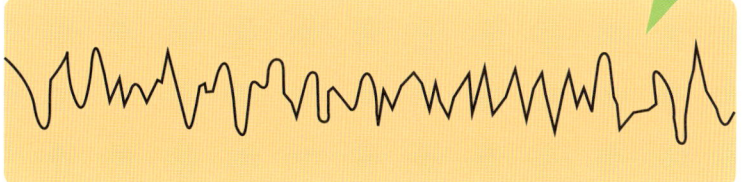

即ドクターコール！＋早急処置，除細動

 危険度 ★★★ 心室頻拍 (VT：ventricular tachycardia)

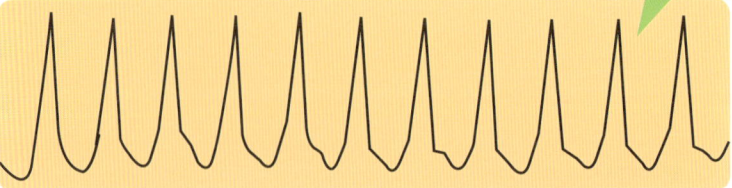

異常な形のQRS波だけが速く，規則正しくあらわれる

即ドクターコール！＋早急処置，ショックの有無を確認

 危険度 ★★ (頻脈性)心房細動 (AF：atrial fibrillation)

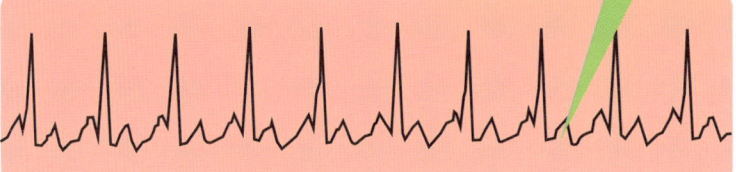

QRS波の間に細かなゆれ（細動波）

見つけたら即，報告！

 危険度 ★★ (頻脈性)心房粗動 (AFL：atrial flutter)

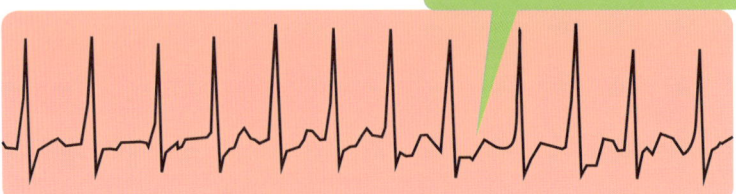

QRS波の間にのこぎり歯のような波

見つけたら即，報告！

 危険度 ★★ 発作性上室性頻拍症
(PSVT：paroxysmal supra-ventricular tachycardia)

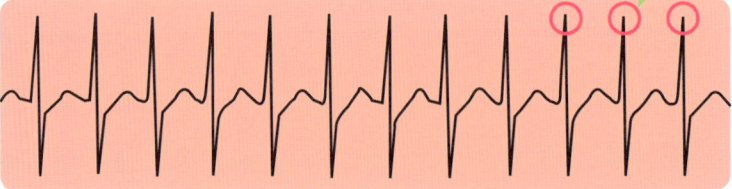

正常なQRS波が頻回に出現

即報告！ 抗不整脈薬の投与が必要

●徐脈性不整脈

危険度 ★★★ 心静止

平坦で一直線な波形

即ドクターコール！＋早急処置

危険度 ★★★ 高度房室ブロック

P波の後にQRS波だけが2拍以上続かない

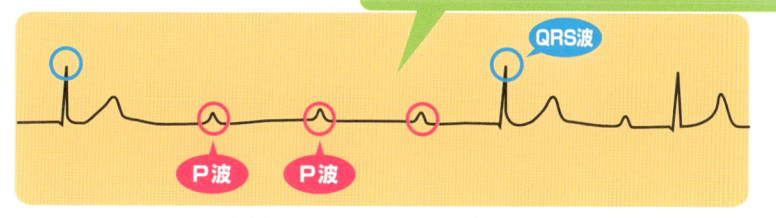

QRS波
P波　P波

即ドクターコール！＋早急処置

危険度 ★★★ 完全房室ブロック

P波とQRS波がバラバラのリズムで出現

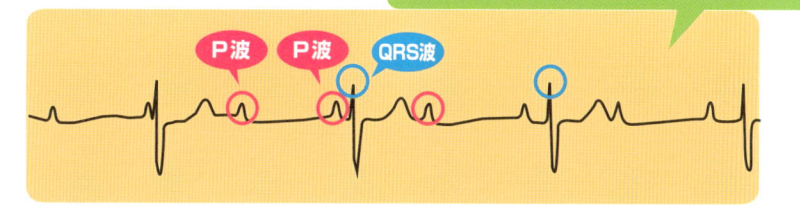

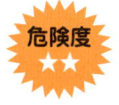

P波　P波　QRS波

即ドクターコール！＋早急処置

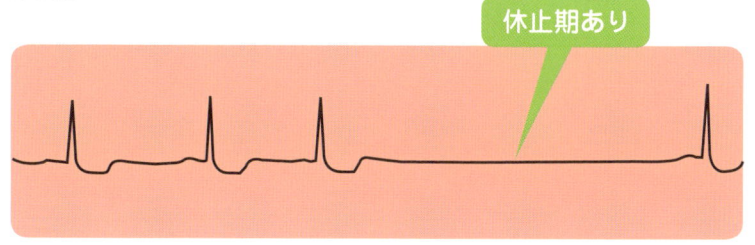

危険度 ★★ 洞停止

休止期あり

即，報告！

- ST部分の上昇，下降はないかをみよう．

ST部分は基線と同じ高さにあるのが正常です．

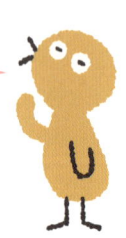

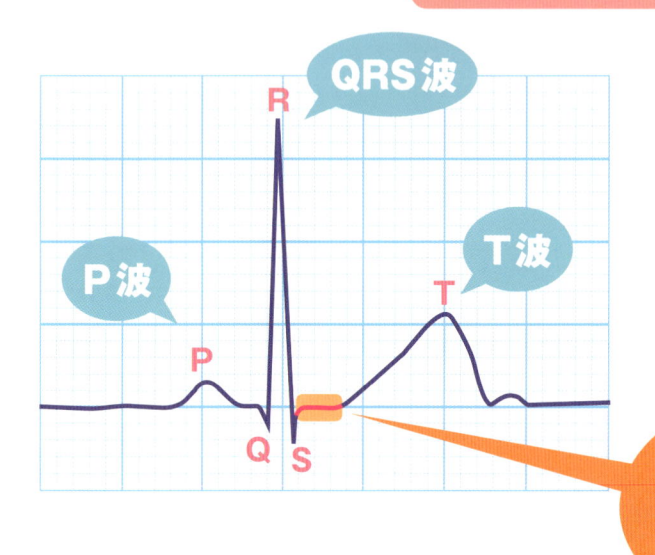

QRS波
R
P波
P
T波
T
Q S

ST部分
QRS波の終わりからT波の始まりまで

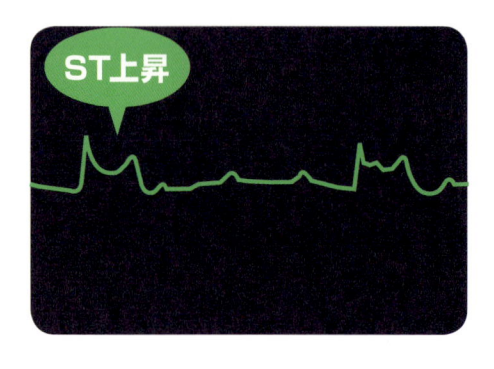

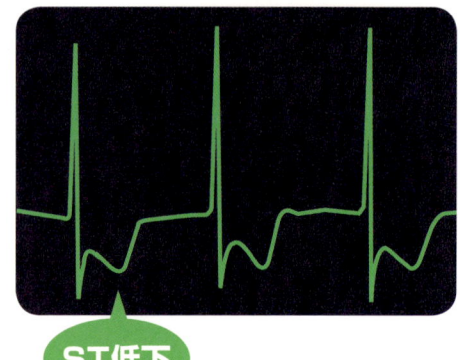

ST上昇

ST低下

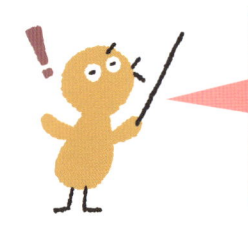

心筋梗塞の発症時や狭心症の発作時に，STが上昇，下降します．

異常の時は…

❶患者のもとに，すぐに駆けつけます．

● 意識を失ったり，心肺停止に至る不整脈もあります．
すぐに患者のもとに駆けつけ，意識を確認します．

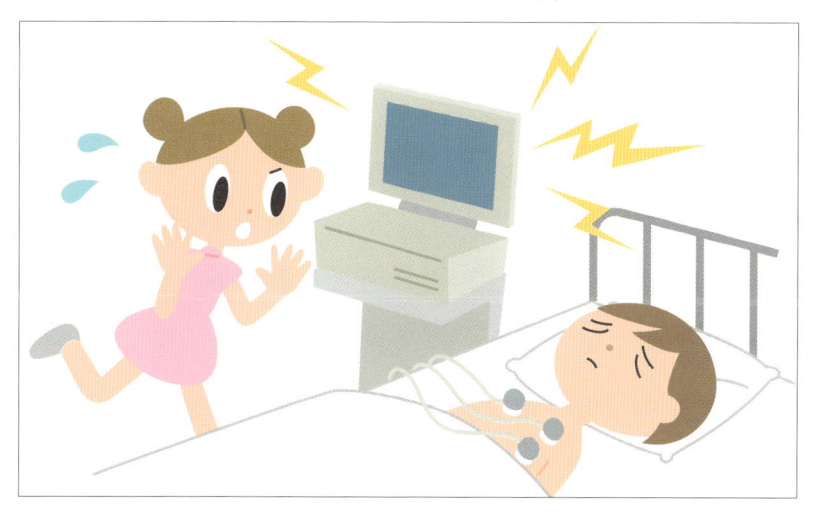

❷意識があれば，バイタルサインのチェックや自覚症状の観察を行います．

● 血圧低下やめまい・動悸などの自覚症状がないか，確認します．
また，心電図変化が他のバイタルサインの変調をきたすこともあります．反対に，他のバイタルサインの変調から心電図異常をきたしていることもあるため観察を行います．

❸医師へ報告を行います．

● 異常波形を記録し判読します．心電図を見慣れている先輩看護師はモニターのアラームが鳴ったら，おおよその波形の判読をしながら患者のもとに向かい，患者の観察を行っています．
しかし，すぐに判読することが難しいときは，まず患者の観察をして，患者の安全を確認したうえで波形の判読をし，医師へ報告すべきか判断します．異常波形の記録があると，医師を含め様々な人に異常波形について伝えやすくなります．

基礎+実践編 6

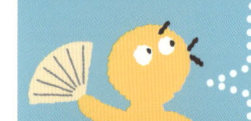

SpO₂はどうみる？ どう動く？

経皮的動脈血酸素飽和度（SpO₂）は，酸素化の指標です．SpO₂90％になると，組織への酸素供給量が急激に低下しはじめ，注意が必要です．

正しいSpO₂の測り方を覚えよう!!

● そもそもSpO₂とSaO₂ってなに？その違いは？

動脈血をとり血液ガス分析で直接測定

SaO₂ = saturation of arterial oxygen
動脈血酸素飽和度

≒

SpO₂ = saturation of pulse oximetory oxygen
経皮的動脈血酸素飽和度

パルスオキシメーターを用いて指先などで経皮的に測定

どちらも動脈血酸素飽和度ですが測定方法が違うのです．

動脈血酸素飽和度は，動脈血のなかに酸素と結びついたヘモグロビンがどのくらいの割合で存在するか？を示しています．

赤血球中のヘモグロビンは酸素の運搬係

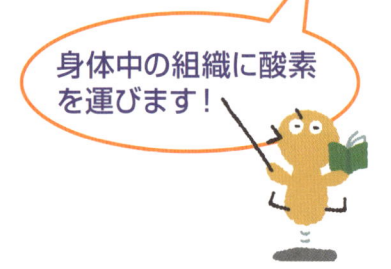

身体中の組織に酸素を運びます！

SpO₂ = 100％

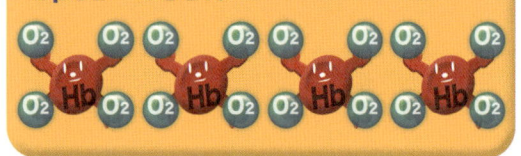

酸素と結びついたヘモグロビンが100％

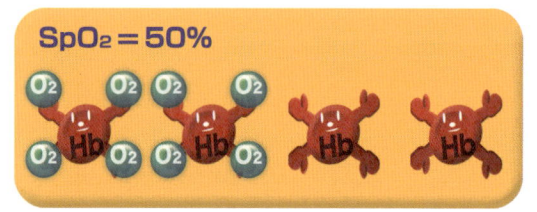

SpO₂ = 50％

酸素と結びついたヘモグロビンが50％

●正しく測るためにパルスオキシメーターの原理を知っておこう

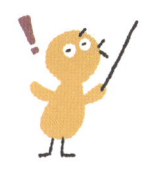

パルスオキシメーターが発している光は**赤色光**と**赤外光**の2種類があります．

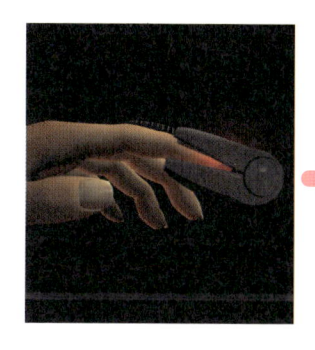

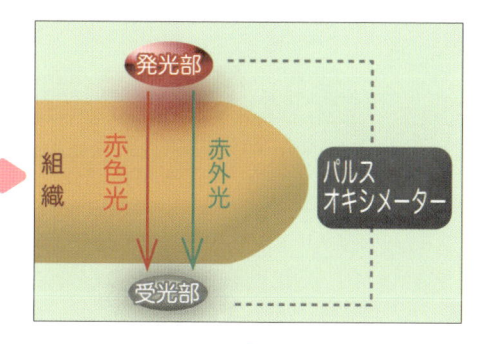

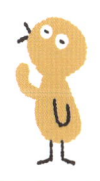

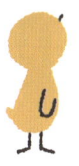

組織／発光部／赤色光／赤外光／受光部／パルスオキシメーター

酸素と結びついているヘモグロビンは**赤色光**も**赤外光**も通しますが…

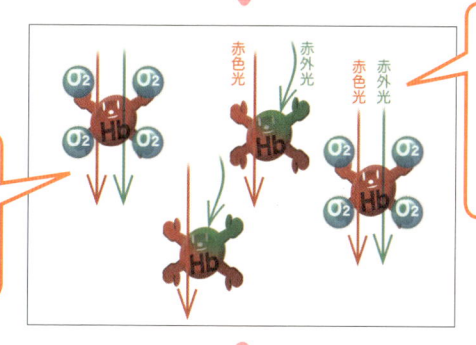

酸素と結びついていないヘモグロビンは**赤外光**は通しますが**赤色光**は吸収します．

つまり，
酸素と結びついているヘモグロビンが多くなると
⇨ 受光部で受ける赤色光も多くなります．

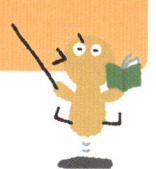

受光部の**赤色光**と**赤外光**の割合から動脈血酸素飽和度がわかります．

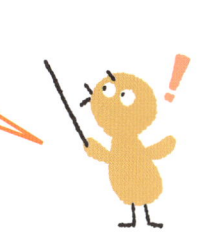

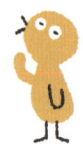

●パルスオキシメーターは動脈の脈波を感知して測定します．

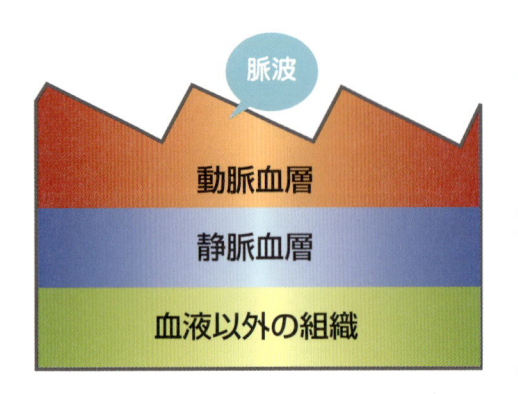

脈波

動脈血層

静脈血層

血液以外の組織

心臓から血液が拍出された後，波を打ったようになり（脈波）厚みは一定ではありません．

厚みは一定

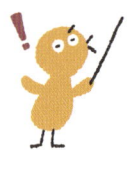

厚みが変化すると透過する光の量も変化するために，動脈血の情報だけが得られます．

だから，測定時に動脈血の脈波を感知しているかどうかを確認することが重要です．

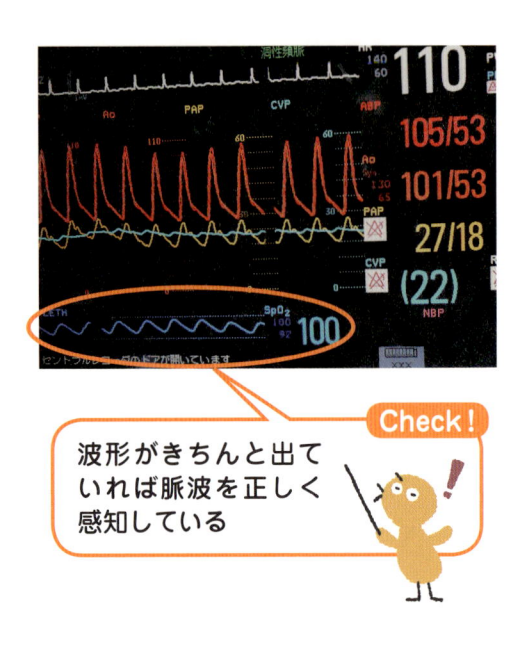

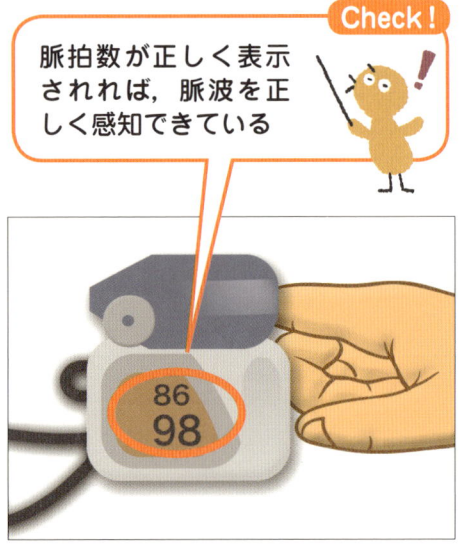

Check！
波形がきちんと出ていれば脈波を正しく感知している

Check！
脈拍数が正しく表示されれば，脈波を正しく感知できている

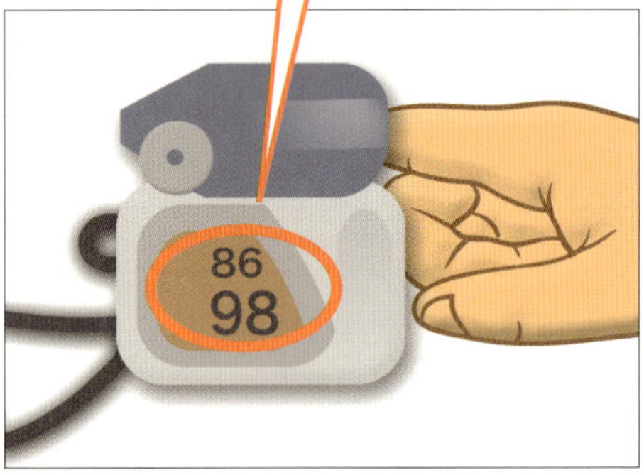

- ●パルスオキシメーターは指に装着するもの，耳，前額に装着するものがあります．

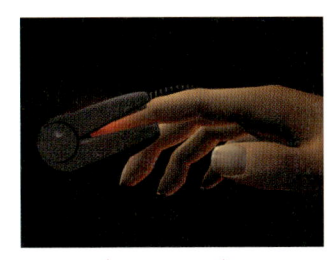

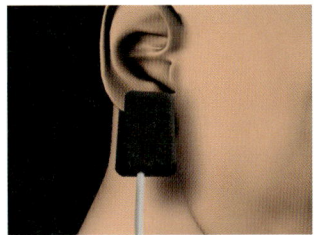

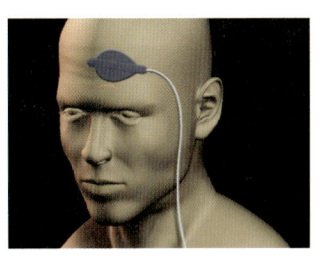

隙間をつくらないように

発光部と受光部をさかさまにすると測定の安定性が低下し，誤差が生じることもあります．

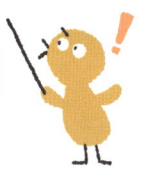

- ●これらをふまえて正しく測定するために…

　パルスオキシメーターは簡便に測定できますが，正しく測定しなければ誤差が生じることがあります．以下の場合に要注意‼

1. 動脈血の脈波の検知が不十分

① ショックや循環不全など，血圧が低下している時
② 体動やけいれん，シバリングなど測定部位を動かしている時
③ 測定機器での圧迫が動脈の拍動に影響を及ぼしている時
④ 体温の低下により，末梢の血流が十分にない時

2. 光の影響

受光部に強い光が入り込むと正しく測定できないことがあります．受光部周囲を遮光するか，周囲の光が影響しないように受光部を皮膚に密着させ，隙間を作らないようにします．

3. マニキュアや皮膚の色素沈着などがある

色素沈着やマニキュアの塗布などによる着色が著しく，光の透過が妨げられると測定値に影響を与える可能性があります．

4. 異常ヘモグロビンの存在
　（一酸化炭素ヘモグロビン・メトヘモグロビン）

一酸化炭素はヘモグロビンとの結合が強く，酸素と結びついた時と同じような赤色を呈するため，一酸化ヘモグロビンと酸化ヘモグロビンを区別できず，SpO_2は高値になります．一方，メトヘモグロビンはSpO_2を低下させます．

なにをあらわす？

SpO₂は，組織への酸素運搬を行うすべてのヘモグロビンのうち，酸素と結びついたヘモグロビンの割合を0～100％であらわしています．経皮的に測定するため，簡便かつ経時的に酸素化を評価できます．

覚えておきたい正常値・異常値

正常値　SpO₂　96～100％

異常値　SpO₂　90％以下

● SpO₂ と PaO₂ の関係は酸素解離曲線でわかります．

PaO₂ ＝ 動脈血酸素分圧

血液中に溶け込んでいる酸素の量を分圧で表したもの．動脈血ガス分析で測定

ヘモグロビンに左右されない血液中の酸素量です．

SpO₂90％＝PaO₂60mmHg以下は呼吸不全の診断基準です．これ以下は酸素療法が必要になります．

グラフ：縦軸 SpO₂(%)、横軸 PaO₂(mmHg)
- 90：心虚血性変化
- 75：意識障害
- 臓器機能障害
- 酸素療法
- 40　60　100

SpO₂ と PaO₂ は基本的に比例しますが正比例ではなく右図のようなS字カーブを描きます．

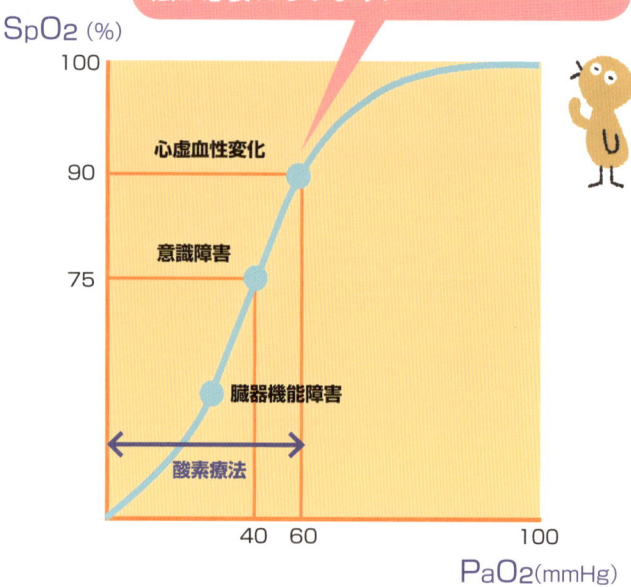

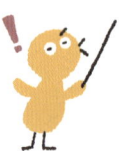

SpO₂90％以下になると組織への酸素供給量が急激に低下します！！

異常の時は…

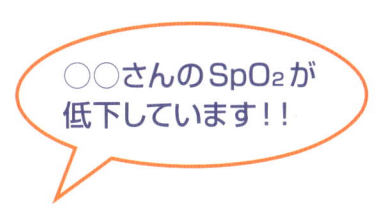

> ○○さんのSpO₂が
> 低下しています！！

1. こんな時は，その場を離れず，まず人を呼ぼう！

❶ SpO₂値が異常で，患者の意識レベルも低下している時
❷ SpO₂測定中に，値が急激に低下している時

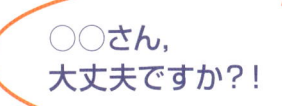

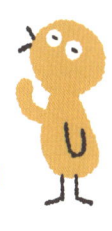

> ○○さん，
> 大丈夫ですか？！

2. 呼吸状態の観察を行います．

SpO₂が低下する原因やそれに伴う症状を把握するために，
呼吸状態の観察を行います．

- ☐ 呼吸の有無を胸郭の動きをみて判断します．
  → 呼吸がなければ一次救命処置
- ☐ 呼吸数
- ☐ 呼吸のリズム

3. 酸素療法を開始します．

SpO₂90％＝PaO₂60mmHg以下は，呼吸不全の診断基準
値です．その際には酸素療法が開始されます．

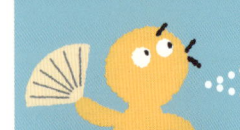

基礎+実践編 7

体温はどうみる？どう動く？

体温には，高体温・低体温など温度の異常と，体温変動の仕方の異常があります．

体温の正しい測り方を覚えよう!!

●体温の測定部位と測定時間

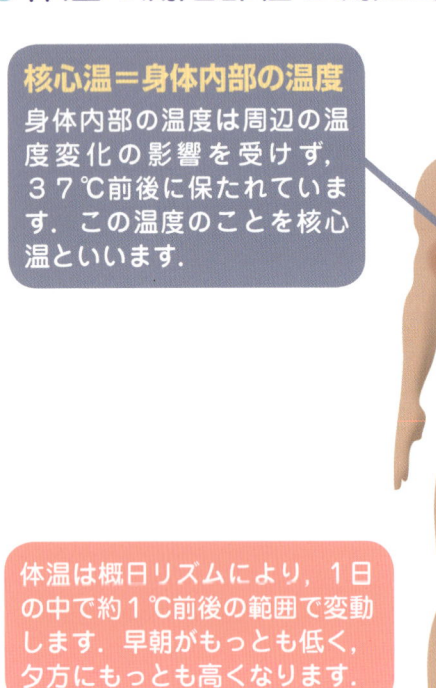

核心温＝身体内部の温度
身体内部の温度は周辺の温度変化の影響を受けず，37℃前後に保たれています．この温度のことを核心温といいます．

- 耳内
- 口腔（舌下）5分以上
- 腋窩　10分以上

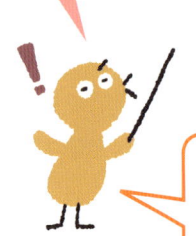

核心温は簡単に測定できないため，日常的な体温測定は腋窩・舌下・耳内などの温度を測ります．

体温は概日リズムにより，1日の中で約1℃前後の範囲で変動します．早朝がもっとも低く，夕方にもっとも高くなります．

体温は，実測式と予測式という2つの測定方法があります．

❶ **実測式**
水銀体温計が実測式で，測定部位の温度そのままが表示されます．
『これ以上上がらない温度』（平衡温）に達するまで，腋窩では10分，口腔では5分以上測定する必要があります．

❷ **予測式**
体温測定開始後の短い温度変化をもとに，10分間測定した『これ以上上がらない温度』を予測し，計算して表示したものです．電子体温計は予測式です．

●体温の測り方（腋窩・口腔・耳内）

食事・入浴・運動後30分間 は体温測定を避けましょう.

腋窩温の測定方法

❶腋窩に汗をかいている場合は，しっかりと拭き取ります．

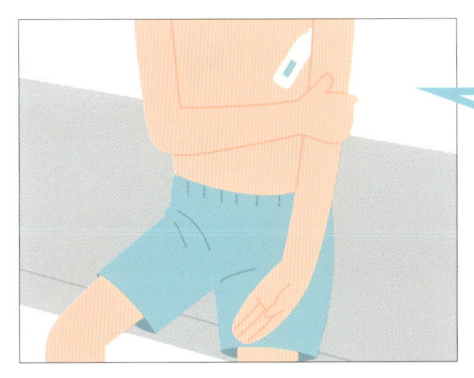

❷脳血管障害などで運動麻痺がある場合は，健側で測定します．

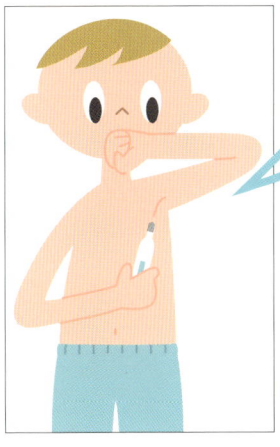

❸体温計を斜め下から腋窩中央に差し込みます．横から差し込むと先端が腋窩から出てしまうことがあるので，NG!!

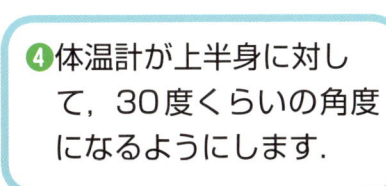

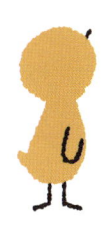

❹体温計が上半身に対して，30度くらいの角度になるようにします．

❺腋窩をしっかり閉じるため，測定側の手掌を上に向け，測定しない方の手で上腕を軽く押さえます．

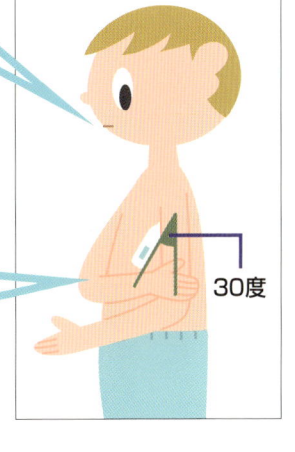

30度

❻実測式なら **10分以上,** 予測式なら **電子音が鳴るまで** 測定します．

口腔温の測定方法

❶ 舌小帯の両側の左右いずれかに，体温計の先端が当たるように差し込みます．

❷ 測定部位が動かないように，体温計は手で支えてもらいます．

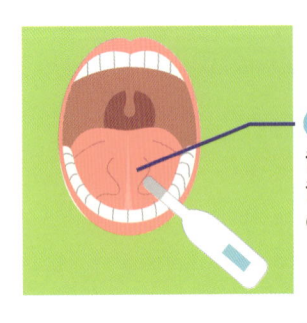

舌小帯
舌を喉のほうに丸めると舌の中央に見える，ひだのようなもの

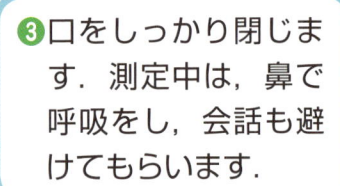

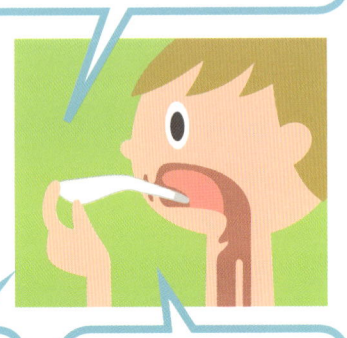

❸ 口をしっかり閉じます．測定中は，鼻で呼吸をし，会話も避けてもらいます．

❹ 実測式なら5分以上，予測式なら電子音が鳴るまで測定します．

耳内温の測定方法

❶ プローブ部分を耳の奥にまっすぐ挿入します．

❷ 奥まで挿入できたらスタートボタンを押します．

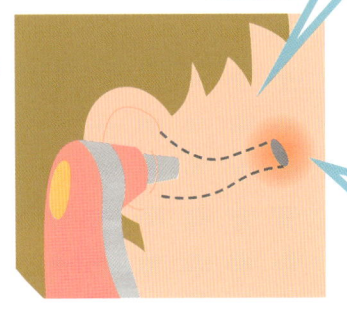

❸ 電子音が鳴るまで測定します．

なにをあらわす？

　核心温は周囲の温度変化の影響を受けず，37℃前後に保たれています．体温の異常（高体温・低体温）は，熱の産生と放散のバランスや体温調節機構の異常をあらわしています．

覚えておきたい正常・異常

●体温の温度の異常

核心温は37℃前後（約1℃の変動があります）が正常です．

体温が正常範囲を超え上昇→ **高体温**

36℃未満→ **低体温**

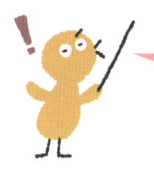

- 体温は個人差があり，何℃から発熱と定義づけられません．
- 腋窩温など**平熱をあらかじめ確認しておき**，それ以上の体温上昇を発熱と考えます．

●体温変動の異常

稽留熱: 日内変動が1℃以内の高体温

弛張熱: 日内変動が1℃以上で37℃まで熱は下がらない

間欠熱: 日内変動が1℃以上で，37℃以下になることもある

周期熱: 規則正しい周期で発熱を繰り返す

波状熱: 数日以上の有熱期と無熱期を不規則に繰り返す

異常の時は…

●高体温を認めたら…

1. 高体温の原因を考え，発熱かうつ熱か判断します．

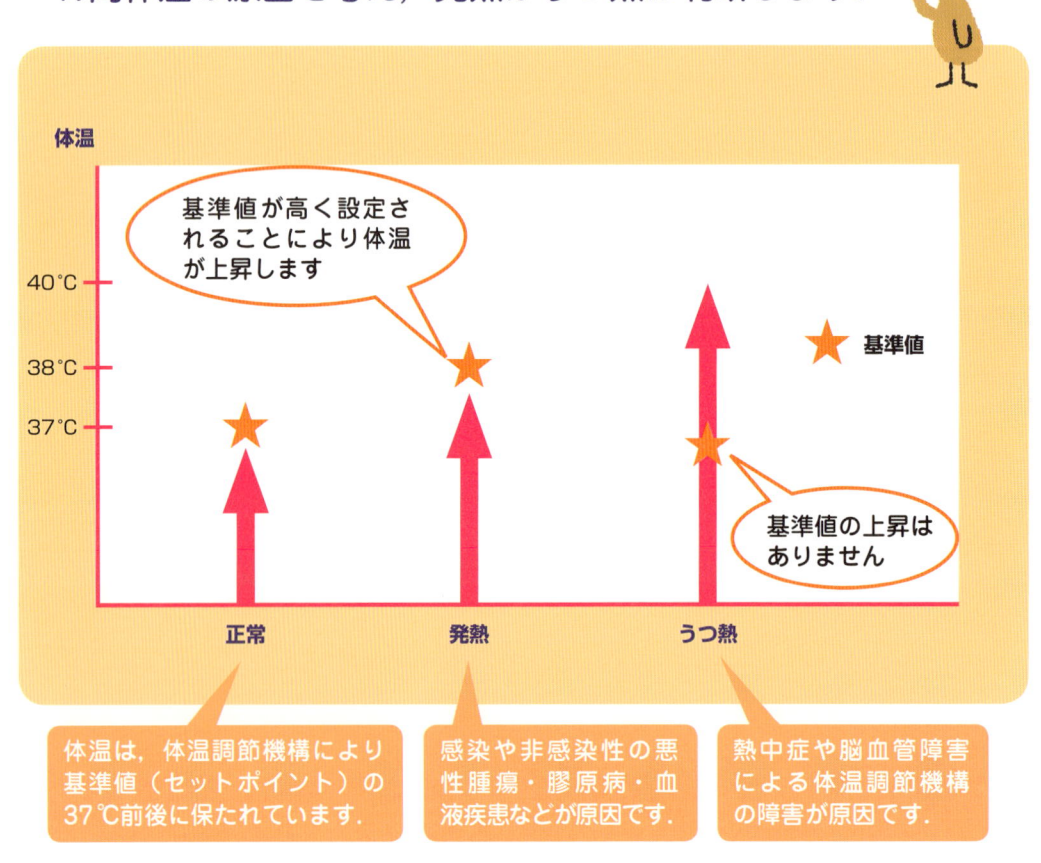

体温

- 40℃
- 38℃
- 37℃

★ 基準値

「基準値が高く設定されることにより体温が上昇します」

「基準値の上昇はありません」

正常：体温は，体温調節機構により基準値（セットポイント）の37℃前後に保たれています．

発熱：感染や非感染性の悪性腫瘍・膠原病・血液疾患などが原因です．

うつ熱：熱中症や脳血管障害による体温調節機構の障害が原因です．

2. 高体温に対応します．

❶ 発熱では，基準値（セットポイント）が上昇するため，基準値の体温に達するまでは低体温であると身体が判断します．

➡ **熱放散を抑制，熱産生を促進させ**，基準値まで体温を上昇させようとします．
➡ 末梢血管収縮により**四肢冷汗や骨格筋収縮による悪寒戦慄・震え（シバリング）**が生じます．
➡ この時期は 保温

❷体温が基準値まで上昇．

❸基準値が下がり，体温が低下します．
- ➡ 熱放散が起こります．
- ➡ 末梢血管が拡張するため，皮膚温が温かく，皮膚が紅潮します．また発汗が生じます．

❹発熱が高度な場合，解熱剤の使用を行います．
発熱には良い点と悪い点がありますので，発熱により身体に悪影響がある場合に解熱剤の使用を考えます．

> クーリングを行う際は，体温が上昇している❶の時期は避けましょう．

良い点	悪い点
●病原菌増殖の抑制 ●白血球機能促進による好中球貪食作用 ●免疫応答の促進	●代謝亢進 （体温1℃上昇で13％アップ） ●酸素消費量増大 ●心拍数増加 ●呼吸数増加

3. うつ熱の場合

うつ熱は42℃を超え，生命の危機的状況になることもあります．
基準値の上昇はないため，解熱剤の使用は効果がありません．クーリングを行い，熱の放散を行います．また高体温に伴う脱水の補正を行います．

●低体温を認めたら…

1. 低体温の原因を考えます．

原因
- ●偶発的低体温⇒寒冷曝露，溺水，熱傷など
- ●医原性低体温⇒手術後の低体温，治療としての低体温療法

2. 低体温への対応

1時間に1℃程度，体温が上昇するように保温を行います．

基礎＋実践編 8

尿量／水分出納バランスはどうみる？どう動く？

私達の身体の体液は，生命維持のために常に一定に保たれています．つまり，水分の入る量と出る量のバランスが取れていることが必要です．

尿量／水分出納バランスの正しい計算の仕方を覚えよう！！

● 水分の入る量（摂取量＝IN）と出る量（排出量＝OUT）はバランスが取れています．

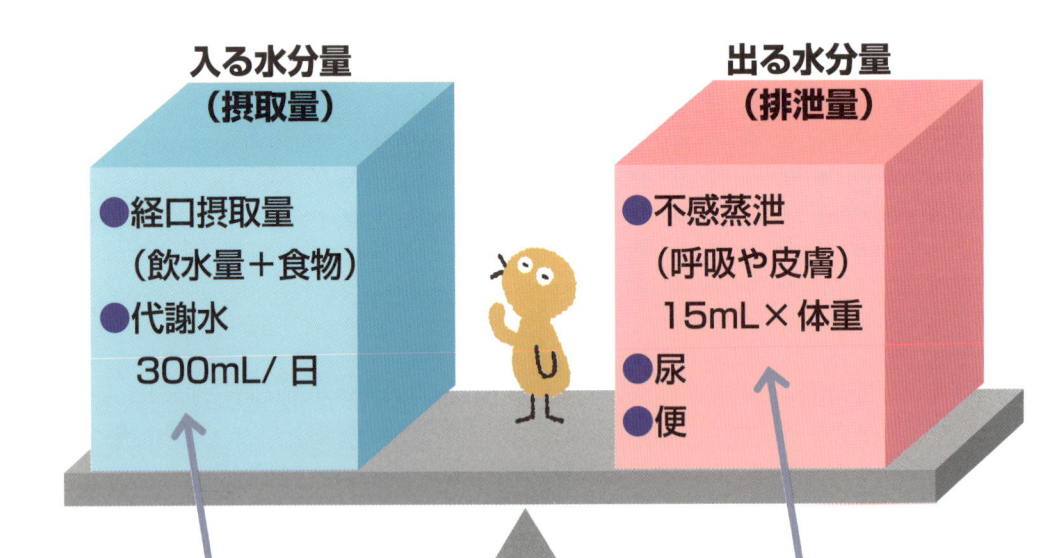

入る水分量（摂取量）
- 経口摂取量（飲水量＋食物）
- 代謝水 300mL/日

出る水分量（排泄量）
- 不感蒸泄（呼吸や皮膚）15mL×体重
- 尿
- 便

- 代謝水とは，食物からエネルギー源であるATP（アデノシン三リン酸）を産生する過程で生ずる水です．
- 100calで13mLの水分が生じます．
- 通常，300mL程度として計算されます．

- 不感蒸泄は，呼吸の呼気や皮膚表面から水蒸気として失う水分のことです．
- 体温が1℃上昇すると，約200mL増加すると言われています．

```
┌─────────┐   ┌─────────┐   ┌─────────┐
│  IN     │   │  OUT    │   │         │
│●輸液量  │ − │●尿量    │ = │ 水分出納│
│●輸血量  │   │●出血量  │   │ バランス│
│●経口摂取が│  │●胃管・ドレーン│ │         │
│ 可能なら │   │ などからの│   │         │
│ 飲水量  │   │ 排液量  │   │         │
└─────────┘   └─────────┘   └─────────┘
```

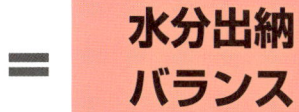

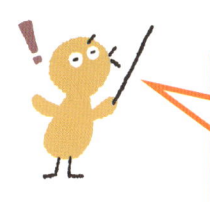

- 水分出納バランスの計算では，実際に数値で表されるもののみが計算され，代謝水や不感蒸泄は含まれていません．
- 水分出納バランスから水分の過不足をアセスメントする際には，それらを加味することが大切です．

なにをあらわす？

● 尿量/水分出納バランスは，細胞内外の体液の過不足を判断する指標の1つになります．

私達の身体の体液は，成人の場合体重の60％を占めています．

体重の60％

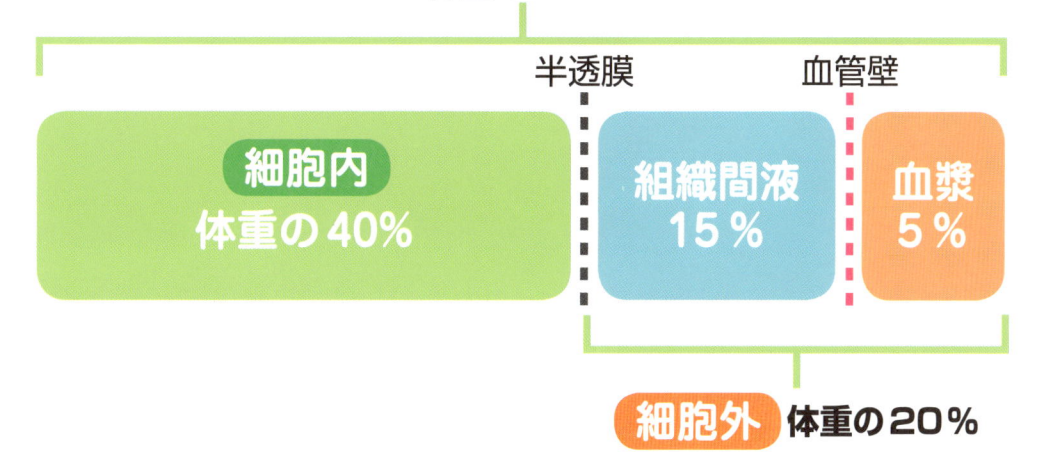

| 細胞内 体重の40％ | 半透膜 | 組織間液 15％ | 血管壁 | 血漿 5％ |

細胞外 体重の20％

覚えておきたい正常・異常の考え方

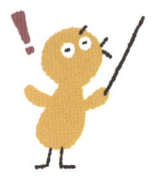

体液は生命維持のため常に一定に保たれているので，入る水分量と出る水分量はバランスが取れている状態が正常です．

水分出納バランスを計算した結果に代謝水や不感蒸泄を加味したうえで，症状を観察し，水分過剰なのか水分不足なのかを判断します．

例 その1

点滴2,000mL/日，経口摂取なし，尿量1,300mL/日の場合．

水分出納バランスは……2,000 − 1,300 ＝ 700mL/日

1日700mLの水分過剰ということになりますが，ここに不感蒸泄を加味すると過剰ではないと判断されます．

例 その2

体重50Kgの場合の尿量のみ方は？

尿量は1mL/kg/時が正常です．
体重50kgならば，1mL×50＝50mL/時

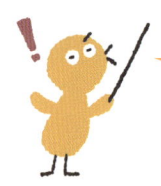

- 最低でも0.5mL/時の尿量が確保されているかを観察することが大切です．
- 1日尿量 500mL/日以下＝乏尿
- 1日尿量 50〜100mL/日以下＝無尿

水分出納バランスを細やかに観察しなければならない重症患者さんに，尿道カテーテルを挿入して1時間ごとに尿量を観察しているのは，このためです!! 安静だけが目的ではありません．

| 水分が過剰な状態 | → 浮腫が認められます． |

| 水分が不足している状態 | → 脱水 → 輸液を行い改善を図ります． |

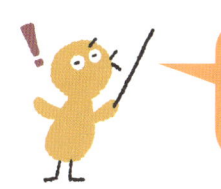

> 輸液製剤の選択は，細胞内液・外液のどちらが欠乏しているか原因や症状から判断して行なわれます．

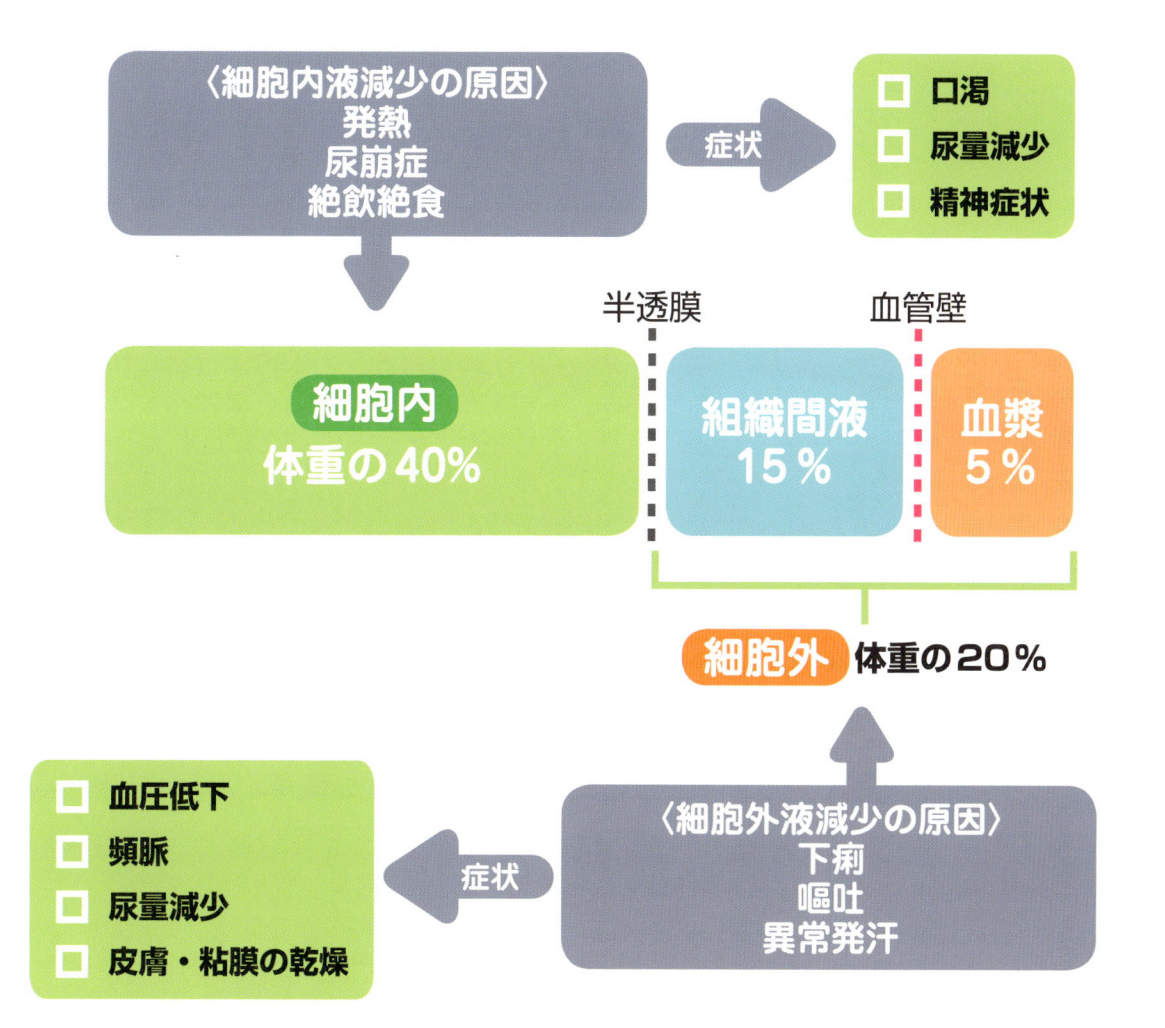

〈細胞内液減少の原因〉
発熱
尿崩症
絶飲絶食

症状 →
- □ 口渇
- □ 尿量減少
- □ 精神症状

半透膜　　血管壁

| 細胞内 体重の40% | 組織間液 15% | 血漿 5% |

細胞外　体重の20%

〈細胞外液減少の原因〉
下痢
嘔吐
異常発汗

← 症状

- □ 血圧低下
- □ 頻脈
- □ 尿量減少
- □ 皮膚・粘膜の乾燥

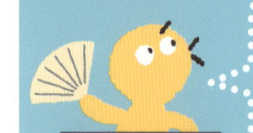

基礎+実践編 9

血液ガス分析はどうみる？どう動く？

動脈血酸素分圧・動脈血二酸化炭素分圧により，呼吸状態の評価ができます．
PHを測定することで，生体の酸塩基平衡が正常に保たれているかが評価できます．

動脈血液ガスの正しい測り方を覚えよう!!

1. 必要物品を準備します．

- ☐ 未滅菌手袋
- ☐ アルコール綿
- ☐ 市販の動脈血採血キット

> 採血時の抗凝固剤として，ヘパリン製剤が入っています．

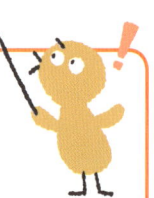

2. 穿刺部位の選択

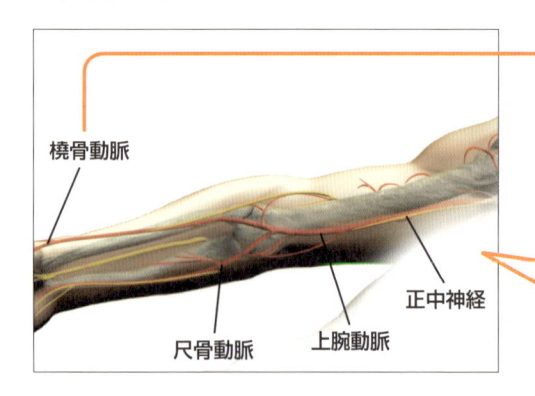

（図：橈骨動脈，尺骨動脈，上腕動脈，正中神経）

> 皮膚から近く触れやすい橈骨動脈が選択されます．

> そのほかには，大腿動脈・上腕動脈なども選択されますが，上腕動脈は正中神経が近いため注意が必要です．

3. 医師による動脈血採血の介助

NG!! 空気が入ると血液ガスデータに影響します．

Point 注射器に空気が入っていたら取り除きます．

Point 採血したら速やかに血液ガスで測定します．

> そのままにしておくとデータに影響があります．すぐに測定するのが原則．それが無理な時は氷漬けなどにより検体を0℃以下に保ちます．

なにをあらわす？

　動脈血酸素分圧・動脈血二酸化炭素分圧により，呼吸状態の評価ができます．
PHを測定することで，生体の酸塩基平衡が正常に保たれているかが評価できます．

覚えておきたい正常値・異常値

●正常値（RoomAir下）

PH	7.40±0.05
動脈血酸素分圧（PaO_2）	80〜100 mmHg
動脈血二酸化炭素分圧（$PaCO_2$）	35〜45 mmHg
重炭酸イオン濃度（HCO_3^-）	24±2 mEq/L
塩基過剰（Base Excess；BE）	0±2 mEq/L

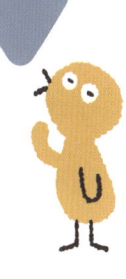

この順序でデータをみます

●呼吸状態の評価

酸素化の評価として…
→ 動脈血酸素分圧（PaO_2）を

（動脈のなかに酸素がどれくらい含まれるか？）

換気の評価として…
→ 動脈血二酸化炭素分圧（$PaCO_2$）を確認します．

PaO_2 60mmHg以下 → 呼吸不全 ＝ 酸素療法の適応

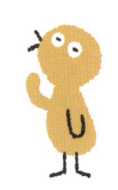

$PaCO_2$の値により呼吸不全の分類がされます．

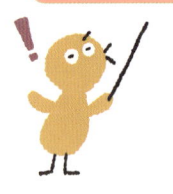

PaO_2 60mmHg以下
→ **$PaCO_2$ 45mmHg未満** → Ⅰ型呼吸不全＝酸素化障害
→ **$PaCO_2$ 45mmHg以上** → Ⅱ型呼吸不全＝換気障害

酸素吸入をしている時の酸素化の評価は，P/F比（P/F ratio，酸素化係数）で行います．P/F比とは，動脈血酸素分圧を吸入気酸素濃度で割った値です．
急性肺障害はP/F 300mmHg以下，急性呼吸窮迫症候群は200mmHg以下が診断基準となっています．

例 ● RoomAir下でPaO_2 80mmHgならば，80÷0.2＝400
※RoomAir下で吸入気酸素濃度（FiO_2）は約20％です．

●生体の酸塩基平衡の評価

PH **PaCO₂** **HCO₃⁻** を確認します．

PHを一番最初に確認する理由は…

PHはホメオスタシス（生体の恒常性）によって一定に保たれています．
PHの値が変化しそうになると，代償反応が起こりPHを一定に保とうとします．

PHが異常値の時

→ 代償反応が起こっても補いきれない異常が生じている可能性があります

→ そのほかのデータをすばやくチェック！！

PHの異常の原因がPaCO₂によるものか，HCO₃⁻によるものかを確認します．

→ PaCO₂によるもの＝呼吸性障害
→ HCO₃⁻によるもの＝代謝性障害

第2章 テスト編

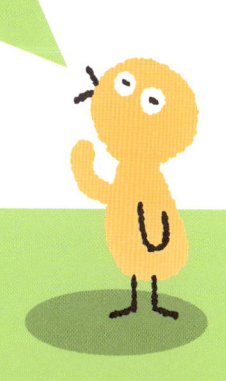

テスト編

空欄に入る数字や言葉が
パッとみて思い浮かぶまで
復習しましょう．

● 脈拍の正常・異常は？

	正常	異常
脈拍数	（　　）回/分	徐脈（　　）回/分以下 頻脈（　　）回/分以上
脈拍のリズム	一定の間隔で（　　）	脈拍の間隔が（　　）
左右差	なし	あり

左右差があれば左右の血圧測定を行う

➡ こたえはp.20

● 血圧の正常値は？

収縮期圧（　　）mmHg 程度

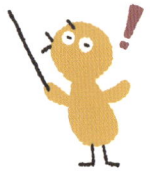

拡張期圧（　　）mmHg 程度

➡ こたえはp.28

●呼吸の正常・異常は？

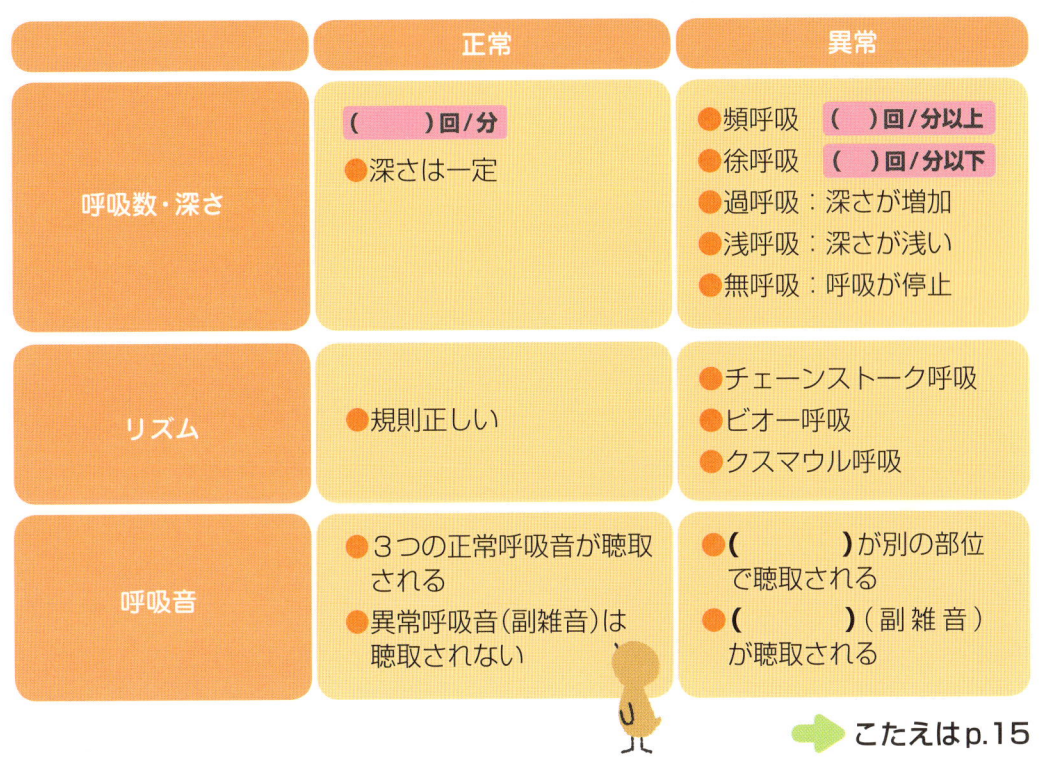

	正常	異常
呼吸数・深さ	( )回/分 ●深さは一定	●頻呼吸 ( )回/分以上 ●徐呼吸 ( )回/分以下 ●過呼吸：深さが増加 ●浅呼吸：深さが浅い ●無呼吸：呼吸が停止
リズム	●規則正しい	●チェーンストーク呼吸 ●ビオー呼吸 ●クスマウル呼吸
呼吸音	●3つの正常呼吸音が聴取される ●異常呼吸音（副雑音）は聴取されない	●( )が別の部位で聴取される ●( )（副雑音）が聴取される

→ こたえはp.15

●SpO_2の正常・異常は？

正常値
SpO_2 ( )〜( )%

異常値
SpO_2 ( )%以下

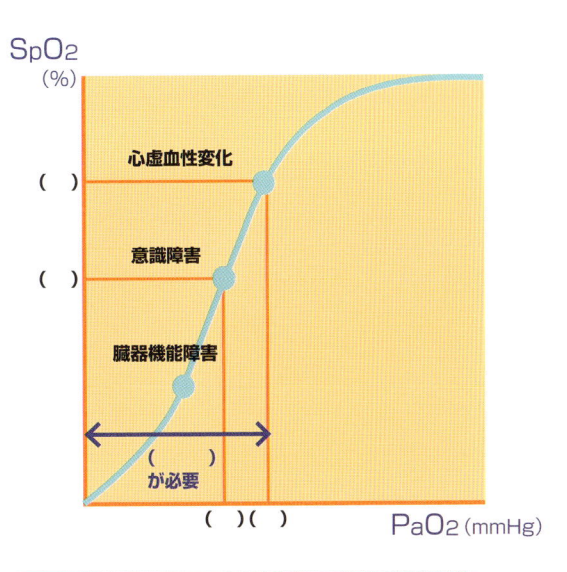

SpO_2(%) 縦軸、PaO_2(mmHg) 横軸
- 心虚血性変化 ( )
- 意識障害 ( )
- 臓器機能障害
- ( )が必要
- ( )( )

SpO_2( )以下になると組織への酸素供給量が急激に低下します!!

→ こたえはp.42

●血液ガスの正常・異常は？

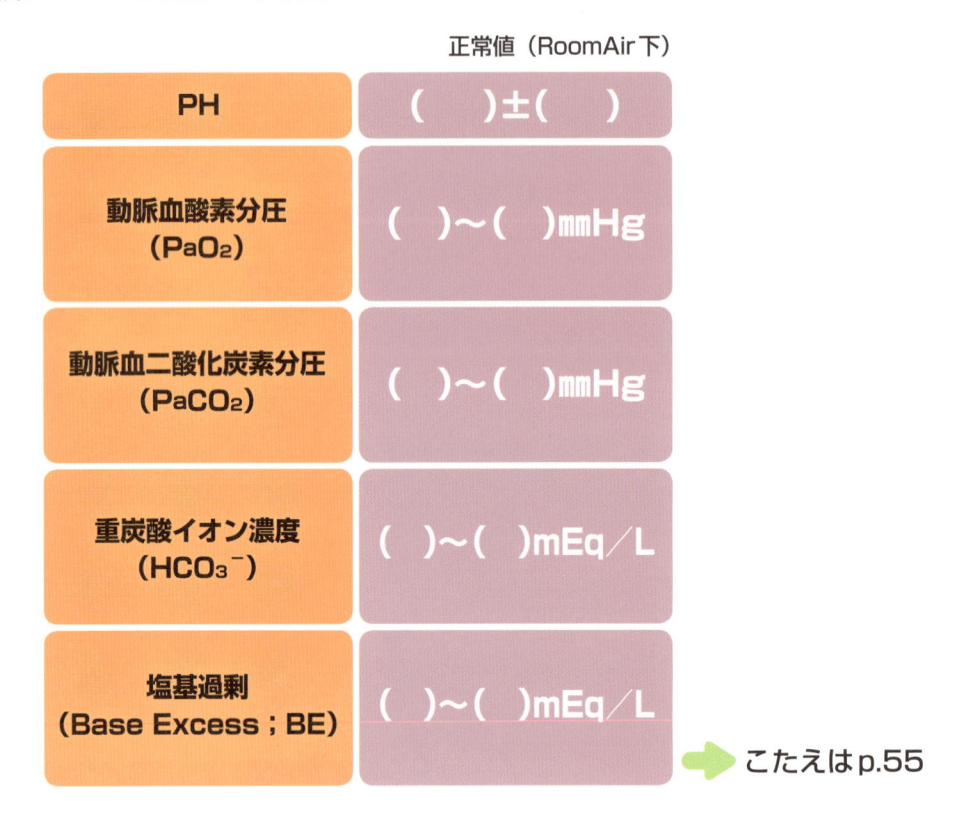

	正常値（RoomAir下）
PH	（　）±（　）
動脈血酸素分圧（PaO₂）	（　）～（　）mmHg
動脈血二酸化炭素分圧（PaCO₂）	（　）～（　）mmHg
重炭酸イオン濃度（HCO₃⁻）	（　）～（　）mEq／L
塩基過剰（Base Excess；BE）	（　）～（　）mEq／L

➡ こたえはp.55

●水分水納バランスはどうみる？

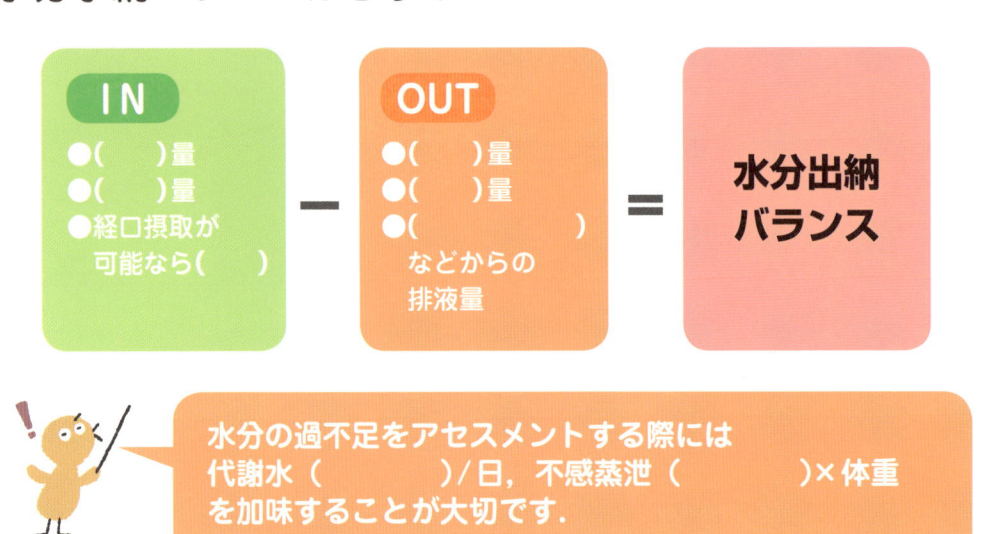

IN
- （　）量
- （　）量
- 経口摂取が可能なら（　）

−

OUT
- （　）量
- （　）量
- （　　　）などからの排液量

＝ 水分出納バランス

> 水分の過不足をアセスメントする際には代謝水（　　　）/日，不感蒸泄（　　　）×体重を加味することが大切です．

➡ こたえはp.51

● 意識レベルが異常の時はどう動く？

❶ （　　　　　　）
❷ （　　　　　　）を観察します．
❸ （　　　　　　）を観察します．
❹ （　　　　　　）を観察します．
❺ （　　　　　　）を観察します．

➡ こたえはp.11

● 心電図波形のみかたは？

みかた①　心拍数をみよう．

● 正常心拍数は（　　）〜（　　）回/分です．
● （　　）回/分以下は徐脈，
● （　　）回/分以上は頻脈です．

みかた②　正常の心電図波形であるかをみよう．

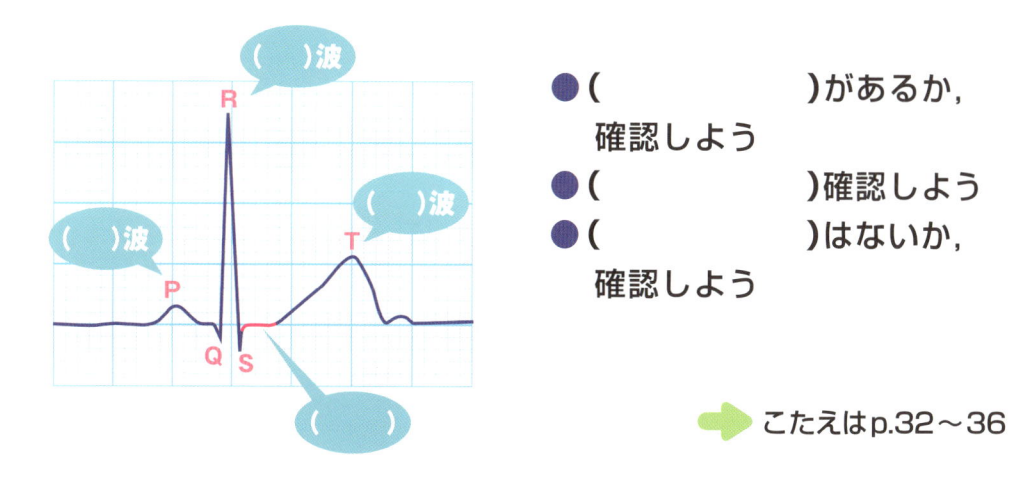

（　）波
（　）波
（　）波
（　）

● （　　　　　　）があるか，確認しよう
● （　　　　　　）確認しよう
● （　　　　　　）はないか，確認しよう

➡ こたえはp.32〜36

● 受け持ち患者に心電図が装着されていたら…

❶ まず，なぜ受け持ち患者に心電図が装着されているか，
（　　　　　　）を知ろう．
❷ 患者の（　　　　　　）を知ろう．
❸ （　　　　　　）を確認しよう．

➡ こたえはp.31

はじめてのシリーズ
はじめてのバイタルサイン
2013年9月15日発行 第1版第1刷

著 者	中村 明美（なかむら あけみ）
発行者	長谷川 素美
発行所	株式会社メディカ出版
	〒532-8588
	大阪市淀川区宮原3-4-30
	ニッセイ新大阪ビル16F
	http://www.medica.co.jp/
編集担当	井潤富美
装 幀	神原宏一
本文イラスト	ニガキケイコ／黒木博文
印刷・製本	株式会社シナノ パブリッシング プレス

Ⓒ Akemi NAKAMURA, 2013

本書の複製権・翻訳権・翻案権・上映権・譲渡権・公衆送信権（送信可能化権を含む）は、（株）メディカ出版が保有します。

ISBN978-4-8404-4533-7　　　　　　　　　　　　　　　　Printed and bound in Japan

当社出版物に関する各種お問い合わせ先（受付時間：平日9：00〜17：00）
●編集内容については、編集局 06-6398-5048
●ご注文・不良品（乱丁・落丁）については、お客様センター 0120-276-591
●付属のCD-ROM、DVD、ダウンロードの動作不具合などについては、デジタル助っ人サービス 0120-276-592